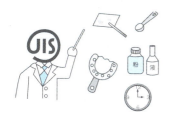
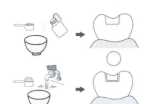
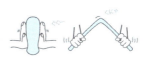

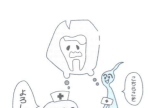

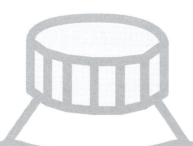

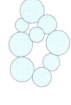
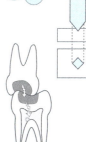
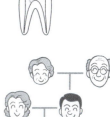

第5版
イラストと写真でわかる
歯科材料の基礎

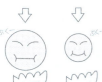

監著　竹澤保政
（京都市開業、京都歯科医療技術専門学校
　　　　京都文化医療専門学校）

編集　渡邉美里（東海歯科衛生士専門学校）

　　　畠中能子（関西女子短期大学）
　　　松本ゆかり（京都文化医療専門学校）

著　上村 学　　江本 元
　　島崎盾詩　　森岡直子
　　眞壁あゆ美

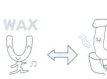
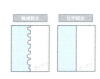
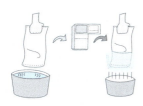
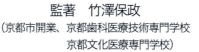
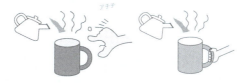

永末書店

動画サイトについて

歯科材料を学ぶ際に参考となる映像を、弊社の動画サイトに掲載いたしました。臨床での歯科材料の使用の実際など、本書に関連する動画を下記サイトにて閲覧できるようにしています。
本書を読み進める際に、ぜひご活用ください。

QR コードを読み込むか下記の URL をご参照ください。

https://www.nagasueshoten.co.jp/movie/dental-material-5th.html

この動画は、個人の学習、学校等の教育機関での教材として使用することを主な目的として制作しています。
掲載されている動画を許可なく複製、転用、販売などの二次利用することは著作権法に違反しますので、固く禁じます。事前に永末書店（E メール：kyoto@nagasueshoten.co.jp）までお問い合わせください。

第5版刊行にあたり

　この書籍の初版は2009年に発刊され、今回4回目の改訂となります。ここ10数年、歯科材料は大きな進化を遂げています。一番大きな変化は、2013年10月に「水銀に関する水俣条約」により、水銀を利用した製品の製造と輸出入を規制する国際条約が採択され、世界保健機関（WHO）は、歯科用アマルガム、水銀体温計などの水銀を含む医療機器などにおいて、段階的に廃止することが望ましいとする声明を発表したため、歯冠修復材としてのアマルガムは終焉を迎えました。その反面、これに並行して、コンピューターの進化により、CAD/CAM、チタン歯冠修復が保険導入され、コンポジットレジン、セラミックス等の接着システムの研究開発が急速に進みました。さらに、リグロス、炭酸アパタイトをはじめとする歯周組織再生療法が飛躍的な進歩を遂げています。そして、2020年の新型コロナウイルスにより「感染」に対する対処が世界中の問題となり、これまで以上に口腔ケアが注目されています。さらに、口腔内スキャナーが進化し臨床に導入され、口腔内治療時間が短くなりました。バクテリアのコントロールをはじめ、口腔機能の管理は歯科医師、歯科衛生士にとって避けて通れない必要不可欠な医療業務です。このような社会的背景から習得しておかねばならないことは増えており、歯科衛生士に対する国民のニーズはこれまで以上に増えています。そのため、今回の改訂では、残すべき項目は残し、新たに加えなければならない項目を加筆しております。さらに、臨床現場で歯科材料を立体的に理解できるように第4版から動画サイトを導入させていただき、今回新たな動画を添付しております。

　今回の改訂にあたり、全国の大学関係者、専門学校の先生方から貴重なご意見を頂戴しました。この場をお借りしてお礼申し上げます。

　今回、関西女子短期大学歯科衛生学科 畠中能子教授、京都文化医療専門学校副校長 松本ゆかり先生をお迎えし、これまでご協力いただいた歯科衛生士 横江美織氏にかわり歯科衛生士 眞壁あゆ美氏を迎え、編集にご協力いただきました。

　今後、読者のみなさまが国民歯科保健の向上に寄与されることを心からお祈り申し上げるとともに、本書がみなさまのご活躍の一助となれば幸いです。

　最後に、朝日大学歯学部 森脇 豊名誉教授、土井 豊名誉教授、歯学部長 玉置幸道先生、歯科理工学分野 奥山克史教授、白水貿易株式会社学術部前次長 植木弘之氏、株式会社ニッシン化工品事業部前本部長 大八木薫博氏、ヒロコデンタルケア院長 登倉博子氏、医療法人社団コイズミ歯科理事長 小泉龍矢氏、ライフデンタルクリニック院長 大西清知氏、うらかべ歯科医院院長 浦壁英夫氏、たけざわ歯科医院 奥村憲太朗氏、前川デンタルラボ社長 前川泰一氏、京都歯科医療技術専門学校、京都文化医療専門学校、東海歯科衛生士専門学校、うえむら歯科医院、江本歯科医院、島崎歯科医院、たけざわ歯科医院、株式会社永末書店、編集部 今井亜矢子氏はじめ、多くの方々にご協力いただいたことを心より感謝申し上げます。

令和7年1月

竹澤保政

目次

第1章 歯科衛生士として知っておきたい基礎知識

Ⅰ．診療補助における歯科衛生士の役割 ……2

1．歯科材料と歯科衛生士 ……2
1．はじめに／2
2．歯科材料の基本的知識は、用語の理解から／2
3．歯科材料の管理も歯科衛生士の役割／3
（1）歯科材料の保管（種類ごと、必要保管場所ごとに分別）
（2）在庫管理（パソコン管理、ノート記入）
（3）歯科材料に関する情報収集と検討
Coffee Break　歯科衛生士は大活躍！●3

2．取り扱い説明書で把握すべき事項 ……4
1．はじめに／4
（1）禁忌・禁止（2）形状・構造など
（3）使用目的、効能または効果（4）操作方法または使用方法など
（5）使用上の注意（6）貯蔵・保管方法および使用期間など

Ⅱ．歯科材料の基礎知識 ……6

1．歯科材料の分類 ……6

2．歯科材料の所要性質 ……6

3．歯科材料の素材 ……7
1．はじめに／7
2．有機材料／7
Coffee Break　レジンは触媒によって種類が変わる！●9
3．無機材料（セラミックス）／10
4．金属材料／11

4．歯科材料の基本的性質 ……12
1．はじめに／12
2．機械的性質／13
（1）力と変形（2）弾性（3）強さ（4）硬さ（5）疲労
（6）応力緩和
3．物理的性質／17
（1）比重と密度（2）熱伝導率（3）熱膨張率（4）色
（5）寸法変化
4．化学的性質／19
（1）化学反応と物性（2）溶解、溶出（3）腐食
（4）ガルバニーショック（5）結合（6）接着
5．生物学的性質／22
（1）生体安全性（2）為害性
「歯科材料の生体安全性評価について」　23
Coffee Break　歯科材料は JIS で決められている !?　●23
Clinical One Point　タイマーは必需品！●23
第1章　確認問題　24

第2章 歯科材料・薬剤の取り扱い

1. 印象材 ······ 26

要点　26
1．概要／26
2．種類と分類、用途／27
3．取り扱いの注意点／29

各種の印象材　30
1．アルジネート印象材／30
2．寒天印象材／32
3．ゴム質（エラストマー）印象材／36
　（1）分類（2）シリコーンゴム印象材（3）ポリサルファイドゴム印象材
　（4）ポリエーテルゴム印象材
4．酸化亜鉛ユージノール印象材／40
5．コンパウンド／41
6．石膏印象材／42
7．機能印象／43

印象採得の注意点　43

2. 模型用材料 ······ 44

要点　44
1．概要／44
2．種類と分類、用途／44
　（1）普通石膏（β半水石膏）（2）硬質石膏（α半水石膏）
　（3）硬質石膏（α半水石膏）（高強度型）
3．歯科用石膏の性質／45
Clinical One Point　水が先か、粉が先か●47
4．取り扱いの注意点／48
5．手順／48

歯科用石膏の理工学的特徴　50
Coffee Break　石膏は膨れっ面 !?●50

3. 合着・接着材 ······ 51

要点　51
1．概要／51
　（1）はじめに（2）合着・接着材の所要性質
2．種類と分類、用途／52
3．各種歯科用セメントの特徴／54

各種の合着・接着材　54
1．リン酸亜鉛セメント／54
2．酸化亜鉛ユージノールセメント／56
3．ポリカルボキシレートセメント／57
4．グラスアイオノマーセメント／58
5．接着性レジンセメント／60

歯科用セメントの理工学的注意点　62
Coffee Break　歯科用セメントはみんな親戚 !?●62

4. 歯冠修復材 ······ 63

要点　63

1．概要／63
（1）はじめに
2．種類と分類、用途／65
（1）直接法／成形修復材（2）間接法
3．歯冠修復材の所要性質／65
Coffee Break 歯も大きくなったり小さくなったりする!? ●65

各種の歯冠修復材 66
1．常温重合レジン（即時重合レジン）／66
Coffee Break コンポジットレジンのお相手は？●66
2．コンポジットレジン／67
3．グラスアイオノマーセメント／72
4．アマルガム／73
歯科用アマルガムの今後は？ 75
MI（Minimal Intervention）とは 75
Coffee Break 象牙質の接着は化学的か？ 機械的か？●75

5．仮封材 76
要点 76
1．概要／76
2．種類と分類、用途／77
3．取り扱いの注意点／77
各種の仮封材 78
1．テンポラリーストッピング／78
2．セメント系仮封材／79
（1）酸化亜鉛ユージノールセメント（2）リン酸亜鉛セメント
（3）ポリカルボキシレートセメント
3．水硬性仮封材／80
4．仮封用軟質レジン／81
（1）仮封用光重合型軟質レジン
仮着材 82
1．暫間被覆冠（プロビジョナルレストレーション）仮着／83

6．新しい歯科材料・他の歯科治療用材料 84
❶ インプラント 84
要点 84
1．概要／84
（1）はじめに（2）感染について
2．種類／86
3．術式（二回法）／86
❷ ホワイトニング 87
要点 87
1．概要／87
（1）はじめに
2．種類と分類、用途／87
3．ホワイトニングのメカニズム／88
4．ホワイトニングの注意点／89
失活歯のホワイトニング 89
1．ウォーキングブリーチ／89
生活歯のホワイトニング 90
1．オフィスブリーチング／90

2．ホームブリーチング／91

歯面研磨材　91

3 ファイバーポスト ……………………………………………………………… 92

要点　92

1．概要／92

（1）はじめに

2．構造／92

3．取り扱いの注意点／93

4．術式（直接法）／94

4 セラミックインレー ……………………………………………………… 95

要点　95

1．概要／95

2．セラミックスの形成／96

3．セラミックインレー修復の手順／97

5 オールセラミッククラウン …………………………………………… 98

要点　98

6 口腔内スキャナーでの光学印象 ……………………………………… 99

1．概要／99

2．光学印象のメカニズム／99

3．CAD/CAM 冠とアライナー型矯正装置の製作プロセス／100

7 CAD/CAM …………………………………………………………………… 101

1．概要／101

2．作製過程／101

3．CAD/CAM による補綴治療の手順／102

8 歯科用金属材料 …………………………………………………………… 103

9 純チタン2種 ……………………………………………………………… 104

1．概要／104

2．作製過程（鋳造時の注意点等）／104

10 骨補塡材 …………………………………………………………………… 105

第2章　確認問題　106

第3章 使用の実際

Ⅰ. 保存・歯内 …………………………………………………………… 108

1．前準備①（ラバーダム装着）／108

2．前準備②（マトリックスバンド）／110

Clinical One Point　マトリックスバンドの必要性 ●111

3．コンポジットレジン（CR）充塡／112

Clinical One Point　レジンモノマー ●115

4．インレー修復／116

5．根管充塡／118

根管充塡材の所要性質　121

6．乳歯根管充塡／122

7．歯髄保存療法／123

8．MTA セメント／127

Ⅱ. 補綴 ……………………………………………………………………… 128

1．アルジネート印象／128

Coffee Break　アルジネートと寒天のコラボ！●132

vii

2. 個人トレー／133
3. スクリューポスト／135
4. ファイバーポスト／137
5. クラウン印象①（寒天・アルジネート連合印象）／139
6. クラウン印象②（シリコーンゴム印象材）／141
7. クラウン印象③（パテ連合印象）／145
8. 暫間被覆冠（プロビジョナルレストレーション）／148
9. セラミック修復／153
10. 乳歯冠／154
11. 合着／156
Clinical One Point テンポラリーセメント●158
12. 予備印象／159
13. 義歯印象①／160
14. 義歯印象②（コンパウンドを使用しての印象）／163
15. 義歯咬合採得／164
コラム：咬合器について　166
16. フェイスボウトランスファー／167
17. ろう義歯試適／168
Coffee Break ワックスは繊細!?●168
18. 義歯装着／169
19. リライン／171
直接法と間接法　172
20. ティッシュコンディショニング／173
21. 義歯適合試験材①（フィットチェッカー）／174
22. 義歯適合試験材②（PIP）／175
23. 義歯適合試験材③（デンフィット S）／176

Ⅲ. 口腔外科 177
1. 縫合糸／177
2. 止血剤／178
3. 歯周パック／179

Ⅳ. 医療用材料 180
1. インプラント／180
　1. 一次手術　180　　2. 二次手術　186
2. ホワイトニング①（オフィスブリーチング）／188
3. ホワイトニング②（ホームブリーチング）／189
4. ホワイトニング③（失活歯漂白）／190
5. 再生療法／192
Coffee Break インプラントは歯周治療!?●193

Ⅴ. その他 194
1. ワックス／194
2. エックス線フィルム／196
3. 暫間固定／198
4. 矯正歯科①（ブラケッティング〈接着性レジンセメント〉）／199
5. 矯正歯科②（ブラケッティング〈光重合型接着セメント〉）／200
6. 矯正歯科③（セパレーションゴム）／201
7. 矯正歯科④（リンガルアーチ）／203
8. 矯正歯科⑤（ワイヤー・エラスティック）／204

9．予防歯科①（小窩裂溝填塞〈シーラント材〉）／205
　　10．予防歯科②（う蝕活動性試験）／207
　　11．スプリント／209
第3章　確認問題　210
参考図書　211
確認問題：解答・解説　212
巻末用語集　213
索引　216

本書を無断で複写複製すること（コピー、スキャン、デジタルデータ化等）は、「私的使用のための複写」など著作権法上の限られた例外を除き禁じられています。大学、病院、診療所、企業などにおいて、業務上使用する目的（診療、研究活動を含む）で上記の行為を行うことは、その使用範囲が内部的であっても、私的使用には該当しません。
また、私的使用に該当する場合であっても、代行業者等の第三者に依頼して上記の行為を行うことは違法となります。
なお、いかなる場合においても、スキャン等した複製データの売買、譲渡および共有は違法であり、禁じられています。

JCOPY ＜出版者著作権管理機構　委託出版物＞
本書を複製される場合は、そのつど事前に、出版者著作権管理機構
（電話 03-5244-5088、FAX 03-5244-5089、e-mail：info@jcopy.or.jp）の許諾を得てください。

第1章

歯科衛生士として
知っておきたい基礎知識

I. 診療補助における歯科衛生士の役割

1. 歯科材料と歯科衛生士

本章のねらい
①歯科衛生士になぜ歯科材料の知識が必要かを理解する。
②取り扱い説明書（添付文書）の内容を把握する。
③歯科材料の分類および性質を把握する。

1 はじめに

　歯科医療においては、さまざまな歯科材料が取り扱われる。それらは、日進月歩で増加する傾向にあり、従来の材料から、より操作性が簡単で診療に取り入れやすいものに変化しているように感じられる。それだけに操作性の単純さだけでなく、**安全性や精密度**などを十分考慮し、**成分や取り扱い方法**についても検証したうえで選択する必要がある。

　歯科衛生士が、歯科診療補助において歯科材料の取り扱いを円滑かつ確実な操作で行うためには、**各材料の基本的性質**を踏まえたうえでの正しい操作法の習得が望まれる。

　特に臨床での歯科材料の取り扱いでは、温度変化や患者の口腔環境の変化にまで影響を受ける場合がある。そのため、臨機応変に対応できる専門性の高い歯科衛生士となるには、まず**基礎となる土台**を学生のうちにつくり、卒後それら基礎知識を基に知識、技術を高め**応用力**を養うべきである。

2 歯科材料の基本的知識は、用語の理解から

　歯科治療において、歯科材料次第で患者の口腔内環境も大きく変化する。また、歯科材料の取り扱いにかかわった歯科衛生士次第でも大きく影響する。それほど、歯科治療のなかでのこれら歯科材料の取り扱いについての責任は重い。

　歯科衛生士が歯科材料を使用するうえで、『**計量**』『**正確な操作方法**』『**歯科材料に応じた注意事項**』を十分理解する必要がある。それらは「知っている」という程度のものでは十分ではなく、

・なぜ正しく行う必要があるのか
・誤った思い込みや勘に頼ることで、どのような影響が生じるのか

ということについて、根本から理解しないと体得したとはいえない。

そのためには、まず歯科材料における用語の理解から始まる。臨床の場での行動に移すためには、知識としてあるだけでなく、『**取り扱い説明書（添付文書）**』を必ず読むことも重要である。

3 歯科材料の管理も歯科衛生士の役割

　診療室での診療を円滑に行うための環境づくりも歯科衛生士の重要な役割である。歯科器材の準備や保管が十分にできていないと、歯科治療にも影響を与える。また、余分な在庫を抱えることで歯科材料の経費にも大きく影響するため、歯科医院の経営的な面にもかかわるということもある。そのため、歯科材料の管理担当者を決め、リストアップして定期的に確認を行う必要がある。

（1）歯科材料の保管（種類ごと、必要保管場所ごとに分別）
- 温度・湿度管理
- 光線の管理
- 保存場所
- 有効期限（開封日時の記入）

（2）在庫管理（パソコン管理、ノート記入）
- 使用量、使用頻度に応じて在庫量を決定

（3）歯科材料に関する情報収集と検討
- 各種新製品について業界雑誌の広告やデンタルショーなどでの情報収集と採用検討
- 購入場所（歯科材料店、通信販売など）による価格の比較検討

（渡邉美里）

 Coffee Break　歯科衛生士は大活躍！

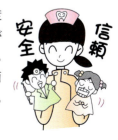

　歯科衛生士は、歯科医師や歯科医院と患者さんとの橋渡しとして大きな役割を担っている。スムーズに歯科治療が進むことは、患者さんにとっても、歯科医院にとっても喜ばしいことである。
　歯科材料の特徴を知ることは、治療時間の短縮だけでなく、安全性の面からも患者さんの不安の軽減につながる。今後も、歯科材料の進歩は続く。さらなる知識の習得をしていきましょう！

2. 取り扱い説明書で把握すべき事項

1 はじめに

　日常臨床の場において使用する歯科材料は、使用方法や保管の仕方によって性質が大きく変化してしまう。そのため、**取り扱い説明書（添付文書）**（図1）に記載されている項目を歯科衛生士は熟知しておく必要がある。取り扱い説明書には材料の成分や使用法などがくわしく記載されており、材料を使用する際には説明書にしたがって材料を取り扱わなければならない。材料の使用に慣れるまでは、常に説明書を携帯し、確認すると良い。

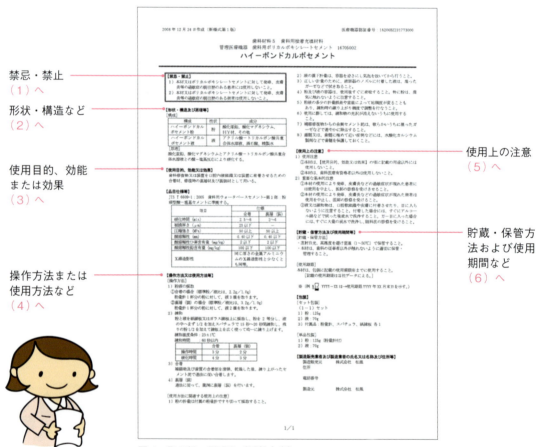

図1　取り扱い説明書（添付文書）

（1）禁忌・禁止

　材料を使用する際の**禁止事項**が明記されており、特に注意を要する項目である。

（2）形状・構造など

材料の性状や成分が明記されている。**材料に含まれている成分**を調べるにはこの項目を確認すると良い。

（3）使用目的、効能または効果

材料の使用目的が明記されている。**何に使用する材料か**を調べるにはこの項目を確認すると良い。

（4）操作方法または使用方法など

材料の使用法が明記されている。セメントや印象材であれば使用する際の**量**や**操作時間**が記載されており、**指示を厳守**して使用しなければならない。材料は説明書に明記されている操作を行ったときに最も性能を発揮できる。同じ材料を使用したとしても、操作方法が正しくなければ材料の性能が劣悪なものとなり、印象材の変形や、セメントの接着力不足の原因になる（図2）。

図2　計量に用いる器具
材料を正確に使用するために、はかり、タイマー、計量カップ、温度計は必需品である。

（5）使用上の注意

材料を使用する際の注意事項が明記されている。歯科材料のなかには刺激性を有するものも多くあり、口腔内で使用する場合には特に注意を要する。使用上の注意を守って使用することで**事故を未然に防ぐ**ことができる。

（6）貯蔵・保管方法および使用期間など

材料の保管方法、使用期限が明記されている。歯科材料は化学変化をするものも多く、正しく保管しなければ材料の性質が経時的に変化していってしまう。たとえば、冷暗所に保管すべき材料を室温で保管しておくと、保管している間にゆっくりと化学変化を起こし、材料が使用できなくなってしまうこともある（図3）。化学変化が起こる要因としては、**高温、多湿、光線**などがあり、注意が必要である。

歯科材料は、有効期限の短いものから長いものまで多種多様である。無駄のないように**在庫管理**をしっかり行う必要がある。

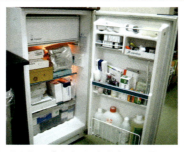
説明書に「冷暗所に保管」と記載のあるものは冷蔵庫の中に保管する。

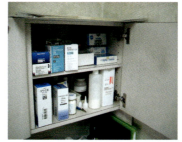
説明書に「室温保管」と記載のあるものは直射日光、高湿度を避けて保管する。

図3　保管法（冷蔵庫）

Ⅱ. 歯科材料の基礎知識

1. 歯科材料の分類

表1　歯科材料の分類

口腔内で使用される材料	長期間口腔内に装着される材料	・歯冠修復用材料 　例：金合金、金銀パラジウム合金、銀合金、アマルガム、コンポジットレジン、陶材（セラミックス）、硬質レジン、セメント ・義歯床用材料 　例：アクリルレジン、金合金、コバルトクロム合金、チタン ・矯正用材料 　例：ステンレス、アクリルレジン
	比較的短期間口腔内に使用される材料	・金属あるいは、レジン製の暫間被覆冠（プロビジョナルレストレーション）、仮封材、および軟性レジン、シリコーンなどの機能印象材（p.43 参照）、あるいはティッシュコンディショナー ・縫合糸
	短時間口腔内で使用される材料	・印象を採るために使用される印象材 　例：アルジネート、寒天、合成ゴムなど ・印象用トレー材として使用する材料 　例：金属、レジンなど ・歯冠修復用のマトリックス ・ラバーダム ・咬合採得用のワックス、シリコーン
口腔外で使用される材料		修復物を作製する過程で使用される材料 　例：石膏、レジン模型材、ワックス、埋没材（鋳型材）など

2. 歯科材料の所要性質

表2　歯科材料の所要性質

口腔内で使用される材料	口腔外で使用される材料
①生体に安全であること ②組織の代わりに機能すること ③耐久性があること ④寸法変化が少なく、精密で良好な適合性をもつこと ⑤操作性が良いこと ⑥審美性が高いこと ⑦経済的であること	①生体に安全であること ②寸法精度*が高いこと ③操作性が良いこと ④強くて硬いこと ⑤温度、湿度などの影響を受けないこと ⑥保存寿命が長いこと ⑦経済的であること

　すべての歯科材料が上記の所要性質をすべて満たすことは難しく、優先順位がある。ただし、生体に害になる歯科材料は当然ながら使用できない。

寸法精度
➡ 巻末用語集 参照

3. 歯科材料の素材

1 はじめに

　歯科で用いられる材料も、日常生活で身の回りにあるものと同じように、**有機材料、無機材料、金属材料**からなっている。これらは3大材料と呼ばれているが、これらの材料の特徴をよく理解すれば、コンポジットレジンなどの**複合材料**についてより理解を深めることができる（図1、表3）。

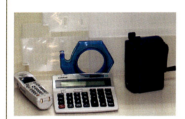
有機材料
例）プラスチック、ビニール、ゴム

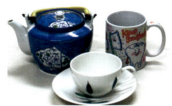
無機材料
例）陶材（セラミックス）、ガラス

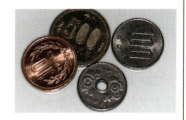
金属材料
例）硬貨、包丁など

図1　3大材料

表3　各素材の歯科修復材料としての特徴

	長所	短所
有機材料	審美性が高い 形成操作が簡便 耐衝撃性はセラミックスより高い	吸水性があり変色しやすい 耐摩耗性が低い 化学的安定は劣る 組織為害性を有することがある
金属材料	さまざまな種類の力に対して強い	審美性が低い 腐食する
無機材料	審美性が高い 化学的に安定している 硬い	曲げや衝撃力に弱い 収縮するため適合が悪い 製作に熟練を要する 歯とセラミックスは接着操作が必要

2 有機材料

　有機材料は炭素を骨格とする化合物の総称で、合成される有機高分子には、**塊状、ゴム状、繊維状**などがある。
　歯科でよく用いられる**レジン**という言葉は、同じ有機材料からなるゴム

や繊維に対して、塊として一定の強度を示すものを指す。
　有機材料は軽く、多くは熱や圧力により変幻自在であるため、加工が容易である（表4）。

a）有機高分子の生成（重合）

　有機高分子化合物を構成する最小単位の分子を**モノマー（単量体）**といい、モノマーを繰り返し結合して分子量の大きい化合物にしたものを**ポリマー（重合体）**という。

　モノマーをポリマーにする工程が**重合**（図2）である。

　重合機構は以下の3つに分類される（表4、5）。

①**付加重合**：熱、薬品、光などの作用で分解した重合開始剤がモノマーを攻撃し、活性化したモノマーが連鎖的に隣のモノマーとつながっていく反応（例：歯科用レジン材料）。
・**光重合型**：可視光線照射で重合開始（例：充填用光重合レジン、シーラントなど）。
・**常温重合型**：薬剤を用いて化学反応により重合開始（例：充填用化学重合レジン）。
・**加熱重合型**：加熱により重合開始（例：義歯床用レジン）。
・**マイクロウェーブ重合型**：電子レンジを用いてマイクロウェーブの作用により重合開始（例：義歯床用レジン）。

②**縮重合**：モノマー同士が水などの副生成物を脱離しながら、大きな分子を生成する反応（例：ポリサルファイドゴム印象材、縮合型シリコーンゴム印象材）。

③**重付加**：縮重合と異なり、2種類以上のモノマー同士が何も放出せずに高分子になる反応（例：付加型シリコーンゴム印象材、ポリエーテルゴム印象材）。

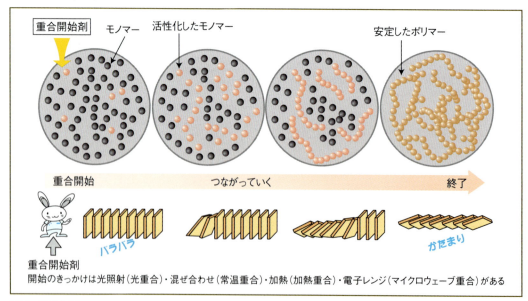

図2　重合反応

表4 逐次重合反応

逐次反応	重合様式	歯科材料
付加重合	付加反応を繰り返し、分子量を増加させ重合	充填用レジン シーラント 義歯床用レジン
縮重合	2つの分子が反応して、水、アルコールなどの副生成物を脱離しながら縮合	ポリサルファイドゴム 縮合型シリコーンゴム
重付加	分子の放出を伴わずに重合	付加型シリコーンゴム ポリエーテルゴム

表5 連鎖重合反応（ラジカル重合）

手法	ラジカル生成	歯科材料
光	化学結合より強い光エネルギーを当て、化学結合を切断し、ラジカルが生成	光重合レジン
熱	加熱により化学結合を分解し、ラジカルを生成	加熱重合レジン
化学反応	電子授受の反応を利用してラジカルを生成	常温重合レジン（即時重合レジン）

b）一般的性質
①密度が小さい
②熱膨張係数が大きい
③形成が容易である
④熱や電気を通しにくい
⑤腐食しにくい
⑥有機溶媒に溶けやすい
⑦金属より機械的強度が劣る

20世紀に登場した有機材料のおかげで暮らしが便利になったよ

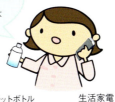

ペットボトル　　生活家電

Memo
ラジカルとは不対電子を持つ化合物の総称であり、化学的に安定した状態ではない。高分子のラジカル同士が反応（再結合）したり、モノマーと重合開始剤ならびに溶媒と反応（連鎖重合反応）することで化学的に安定する。

c）有機材料の用途例（図3）

常温重合レジン（即時重合レジン）	義歯床	コンポジットレジン（マトリックス）	印象材
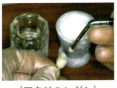	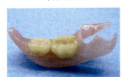	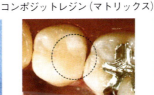	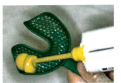
（アクリルレジン）	（アクリルレジン）	（Bis-GMA）	（シリコーン）

図3　有機材料の用途例

Coffee Break　レジンは触媒によって種類が変わる！

　歯科用レジンは組成によってMMA系レジンとコンポジットレジンの2種類に分けられ、すべて、モノマーからポリマーへの化学反応であるが、触媒によって重合方式が異なる（表5参照）。MMA系レジンにおいて加熱重合型と常温重合型に、コンポジットレジンにおいて光重合型と化学重合型に分類される。ただし、化学重合型コンポジットレジンは常温重合レジンの一つである。これまで、即時重合レジン（臨床では即重）と呼ばれていたものは、MMA系レジンの常温重合レジンである（p.64参照）。間違えないようにしたい。

3 無機材料（セラミックス）

セラミックスとは加熱、高圧処理された無機材料のことを指し、その性質は**硬く**、**脆く**、**融点が高い**のが特徴で、身近なものとしては陶磁器をイメージしてもらえばよい。

歯科材料としては、石膏や埋没材、研磨材、レジンのフィラーなどに用いられている。

a）構成と成型

歯科用セラミックスを構成している物質はシリカ、アルミナ、酸化亜鉛、硫酸カルシウム、ハイドロキシアパタイトなどがあり、これらを単独、複合物として用いる。

成型方法 – 化学的硬化反応、焼成（図４）、鋳造、加工（図５）
　セメント、石膏：化学反応
　陶材：焼成（図４）
　鋳造：溶融して型内に流し込む
　加工：ブロックを削りだして形を作る（CAD/CAM）（図５）

> **Memo**
> セラミック（Ceramic）の語源は、ギリシア語のケラモス（Keramos）からきており、その意味は、「粘土を焼き固めたもの」である。

b）一般的性質

①融点が高い
②化学的に安定している
③**生体親和性**＊が高い
④透明性が高く、審美修復に最適である
⑤熱や電気を伝えにくい
⑥硬いが脆い（割れやすいため、スケーリング時などには注意が必要）

生体親和性
　➡ 巻末用語集 参照

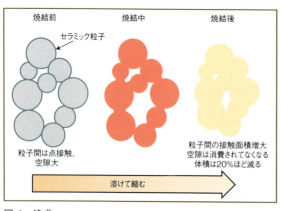

図４　焼成

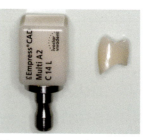

図５　セラミックブロック
（左：加工前、右：加工後）

c）無機材料の用途例（図6）

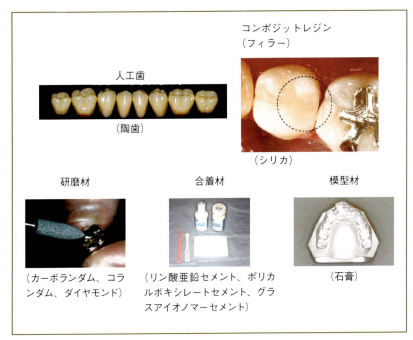

図6 無機材料の用途例

4 金属材料

　金属材料は、レジンやセラミックスと比べて弾性係数が大きく、硬く、粘り強いため、修復材料として強度の面では申し分ない。一方で、審美性は全く期待できず、さらに過酷な口腔環境では耐蝕性についても注意深く見守る必要がある。

　歯科保険医療用に用いられる金属は主に**金銀パラジウム合金**で、主成分の銀が**硫化***によって黒変しやすいため、金やパラジウムの添加で変色を抑えている。

硫化
🔴 巻末用語集 参照

a）一般的性質
①展延性が良く、加工しやすい
②さまざまな種類の力に対して強い
③熱や電気をよく伝える
④金属光沢をもつ
⑤固体状態で結晶である

b）金属材料の用途例（図7）

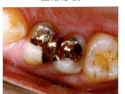
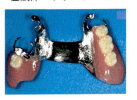
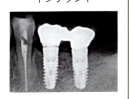

図7 金属材料の用途例

4. 歯科材料の基本的性質

1 はじめに

　口腔内には数百種類の細菌が常在し、飲食のたびに温度やpHが変化するという厳しい環境にある。さらに咀嚼や歯ぎしり時には、過大な咬合力がかかる。そのような環境下で、修復物が口腔内で長期にわたり機能するためには、材料の次のような性質が安定していなければならない（図1）。

- **機械的性質**
- **物理的性質**
- **化学的性質**
- **生物学的性質**

　つまり、歯科に用いられる材料は、

- 温度変化やpHの変化に影響されない
- 咬合力に耐えうるだけの十分な強度がある
- 長期間腐食しにくい
- 生体に無害である

ことが望ましい。

　歯科衛生士は、使用する歯科材料の基本的性質を熟知する必要がある。

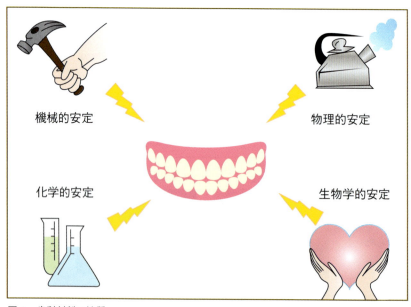

図1　歯科材料の性質

2 機械的性質

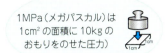
(1MPa（メガパスカル）は1cm²の面積に10kgのおもりをのせた圧力）

（1）力と変形

- 力のかかり方には、**圧縮、引張り、曲げ、剪断、衝撃**などの種類がある（図2）。
- **剪断力**とは、材料に対して垂直の方向から加えられる力を表す。

a）応力

- 物体に外部から力を加えたときに、内部にかかる力を**応力**という。
- 材料の特性や外力の大きさを比較しやすいように**単位面積あたり**の力で表す。
- 応力の単位は**Pa**（パスカル）で表され、数字が大きくなるとPaの前にM（メガ：10^6）がつけられ、**MPa**（メガパスカル）と表示される。

※1パスカル（Pa）は、1平方メートル（m²）の面積につき1ニュートン（N）{0.10197kg}の力が作用する圧力または応力。1メガパスカル（MPa）は1パスカルの10^6倍の力。

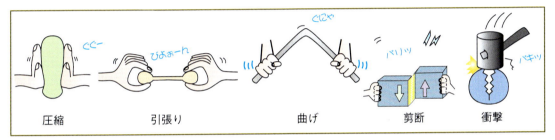

図2　力のかかり方

b）ひずみ

- 材料に力が加わると物質は変形し、その変形の割合を**ひずみ**という。
- 材料に力を加えると応力が生じ、これに対してひずみが生じる。この2つの関係を曲線で表したものを**応力-ひずみ曲線**と呼ぶ（図3）。
- 材料に圧縮力が加わると物質は変形し、この変形の割合を**圧縮ひずみ**という。
- 曲げの力に対する変形は、力が加わった方向へ曲がった距離で表され、これを**たわみ**という。

（2）弾性

- **弾性**とは、力が加わると変形し、力を取り除くと元の形に戻る性質である（図4左）。
- 弾性変形以上の力を加えると元の形に戻らなくなる。この変形を**塑性変形**という（図4右）。

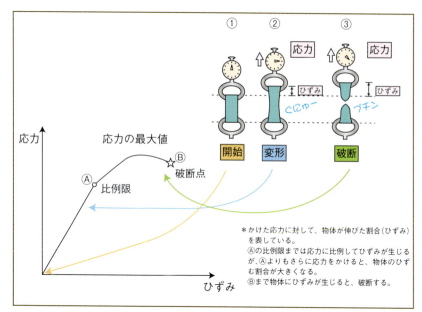

図3 応力-ひずみ曲線

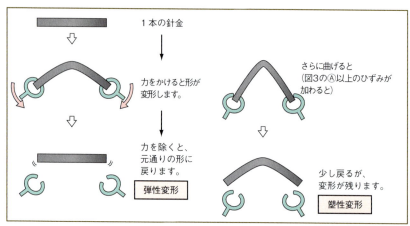

図4 弾性変形と塑性変形

（3）強さ

- 材料がどのくらいの力まで耐えることができるかを表したものを**強さ**という。
- 強さの指標は力が加わる方向（図2）により**圧縮強さ、引張強さ、剪断強さ**などで表される。
- 強さの単位は **MPa（メガパスカル）** で表される。

a）引張強さ

- 材料の両端を固定して、破断するまで引張り力を加えたときの力を表す（図5）。

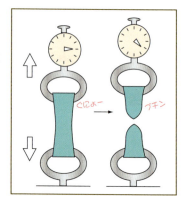

図5 引張強さ

b）圧縮強さ

- 材料を両端から圧縮し、破断するまで力を加えたときの力を表す（図6）。

c) 剪断強さ
・材料に対して垂直方向から力を加え、破断したときの力を表す（図7）。
・セメントなどの接着力の表示にしばしば使用される（図8）。

d) 曲げ強さ
・材料を3点で曲げたときの強さである（図9）。
・曲げ強さが小さい材料を、ブリッジなどの大きな曲げの力がかかる部位に使用することはできない。

e) 衝撃強さ
・材料に衝撃力を加えたときの強さである。

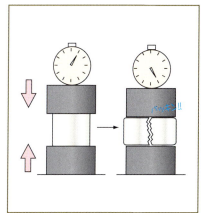

図6　圧縮強さ

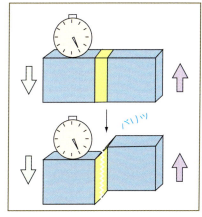

図7　剪断強さ

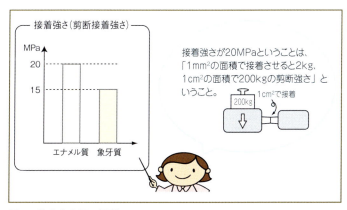

図8　接着力表示の解説

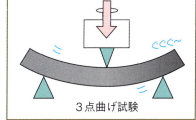

図9　曲げ強さ

（4）硬さ
・材料の**硬さ**は、材料に圧子を押し込んだときにできるくぼみの大きさから測定する（図10）。
・硬さの表記法は**ブリネル硬さ**（HBW）、**ビッカース硬さ**（HV）、**ヌープ硬さ**（HK）などがある。

- 数値が大きいほど硬く、耐摩耗性の目安になる。
- 異種類同士では、数値の大小での比較・判断はできない。

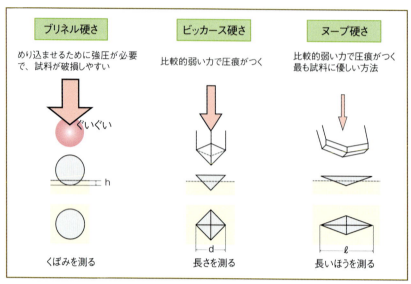

図10　硬さの表記法

（5）疲労

- 1回の衝撃では材料を破壊できないような小さな力でも、繰り返し荷重をかけることにより材料が破壊される。これを**疲労**と呼ぶ（図11-1）。
- 口腔内は咀嚼などによって繰り返し荷重がかかる環境であるため、材料の疲労は長期安定と密接な関係がある（図11-2）。

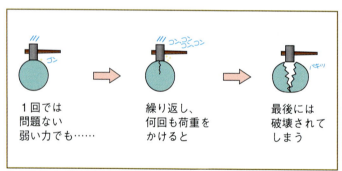

図11-1　疲労

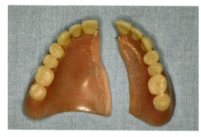

繰り返しの咬合力により疲労が生じ、義歯が破折する。

図11-2　義歯破折

（6）応力緩和

- 時間の経過とともに弾性ひずみの一部が**永久ひずみ***に変わっていき、元の形に戻ろうとする回復力が次第に減少していくことを**応力緩和**という（図12）。
- 歯科材料では**印象採得時**に起こり、永久変形の原因となる。

永久ひずみ
🔵 巻末用語集 参照

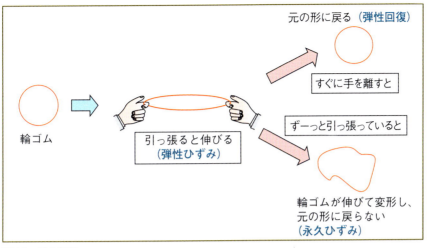

図12 応力緩和

3 物理的性質

（1）比重と密度
- **比重**とは、同体積の水（4℃）の重さと比べた材料の重さである。
- たとえば比重が19.3である金は、水の19.3倍の質量をもっているため水中に沈むが、比重が0.96である歯科用ワックスは水より比重が小さいので水に浮く。
- **密度**とは1cm^{3}の大きさの材料が何gの重さであるかを示す値である。

（2）熱伝導率
- **熱伝導率**とは物体に熱を加えたときの熱の伝わりやすさの指標である（図13-1、13-2）。
- エナメル質や象牙質は熱伝導率が低く、急激な温度変化が歯髄に伝わりにくくなっている。
- 一方、金属は熱伝導率が高く、温度変化が歯髄に伝わりやすいため、修復物に金属を使用するときには注意が必要である。

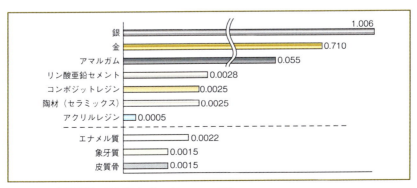

図13-1　歯科材料の熱伝導率（kcal/cm·sec·℃）

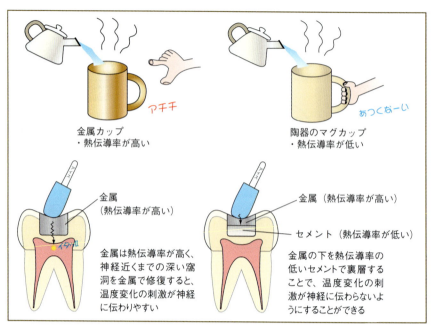

図 13-2 熱伝導率の例

（3）熱膨張率

- 物体は温度が上がると膨張し、下がると収縮する。
- **熱膨張率***が大きい材料ほど、温度変化により体積が大きく変化する（図 14）。
- 口腔内に使用する充塡物は、**歯質の熱膨張率**に近似したものが好ましい（図 15）。
- 充塡物と歯質が合っていないと、窩壁との間隙から二次う蝕が生じる（図 16）。

熱膨張率
➡ 巻末用語集 参照

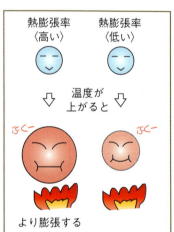

図 14 熱膨張率

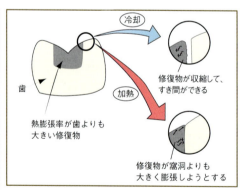

図 15 修復物と熱膨張率

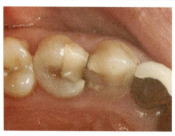

図 16 二次う蝕

（4）色

- 審美的な修復を行うためには、天然歯と同じ色を修復物で再現する必要がある。
- 色の識別は**色相**（H：Hue）、**明度**（V：Value）、**彩度**（C：Chroma）で分類され、修復物の色を決定するときに利用される。
- 修復物の色を決定する見本として、**シェードガイド**が使用される（図17）。

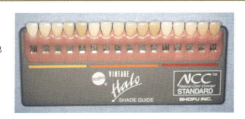

- 歯の色見本
  色相でA系・B系・C系などに分けられ、さらに色の明度で1・2・3……と分けられている。
- 色相と明度によりA3やB2などと表示されている。

図17　シェードガイド（松風）

（5）寸法変化

- 物質の形態が硬化や冷却に伴い変化することを寸法変化という。

4 化学的性質

（1）化学反応と物性

- セメントや印象材、コンポジットレジンなど、歯科で用いる材料は**化学反応**を起こすものがほとんどである。
- 化学反応は**温度**や**時間**、**混合比**、**操作方法**などに大きく影響を受ける（図18）。
- そのため歯科材料の使用にあたっては、適正な操作を行う必要がある。

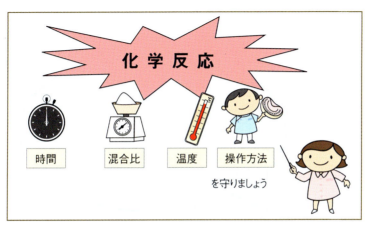

図18　化学反応に与える影響

（2）溶解、溶出

- 材料が経時的に溶け出すことを**溶解**と呼び、材料の中のある成分だけが溶け出すことを**溶出**と呼ぶ。
- 口腔内は温度、pH の変化が激しく、溶解、溶出が起きやすい環境にある。
- 修復物を維持しているセメントが辺縁部で唾液に溶解すると、**微小漏洩***が生じ、細菌が侵入し二次う蝕や修復物の脱離の原因となる（p.54 図5）。

微小漏洩
→ 巻末用語集 参照

- 一方、溶出を利用している材料もある。たとえば、セメント中にフッ化物やカルシウムイオンを含ませ、それが徐々に溶出することで、歯質強化や再石灰化を促進する効果をもたせることもある。これを**徐放性**と呼ぶ。

（3）腐食

- **腐食**とは、材料が化学的作用により劣化することである。
- **銀合金**や**アマルガム**などは電気的に不安定で腐食しやすいが、**金**は電気的に安定しているため腐食しにくい。
- クロム合金やチタンは、表面が酸化膜で覆われることにより、優れた耐蝕性を示す。これを**不動態化***という。

不動態化
→ 巻末用語集 参照

（4）ガルバニーショック

- 異種の金属が口腔内で接触すると、金属間で電流が流れ、痛みやショックを感じたり嫌な味がすることがある。これを**ガルバニーショック**と呼ぶ（図19）。
- たとえばアマルガムの対合歯を金合金で修復すると、金合金からアマルガムに向かって電流が流れる。
- 金属の修復物が入っている歯でアルミホイルなどの金属を噛んだときも同じ現象が起こる。

（5）結合

- 結合の様式は大きく分けて機械結合と化学結合があり、以下のように分けられる（図20）。
  ① **機械結合**
  ② **化学結合**
   a. 一次結合（イオン結合・共有結合・金属結合）
   b. 二次結合（水素結合・分子間力）
- 接着力が最も強いのは一次結合であるが、現在のところ一次結合を期待できる接着材はない。

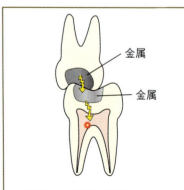

*異種の金属同士が接触すると、一方に向かって電流が流れる。これにより痛みや嫌な味が生じることがある。

図19　ガルバニーショック

（6）接着

- 被着体と被着体を接着材で接合することを**接着**と呼んでおり、その結合には図20の結合様式が存在する。
- クラウンやインレーを固定する際に、接着性のないもので固定することを歯科では**合着**と呼ぶ。
- 歯科用接着材の多くは**二次結合**であるが、歯のアパタイトとカルボン酸が反応して接合する**一次結合**も局所では行われている。
- 近年、歯の表面処理を施す**接着機構**（第2章 p.68参照）が接着のなかに取り入れられていることが多い。

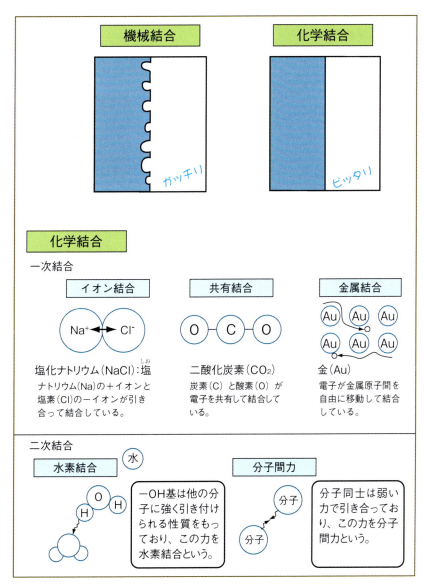

図20 結合

5 生物学的性質

（1）生体安全性

- **生体安全性**とは、**機械的安定性、物理的安定性、化学的安定性、生物学的安定性**のすべてを含んだ性質である。口腔内に使用する歯科材料は生体安全性を満たしていることが望ましい（図21）。
- 異物が生体内に入ると、生体はこれを排除して自己を防衛する機構を備えている。インプラントは生体内に異物を入れる処置であるが、生体が異物として認識しないので、共存することができる。

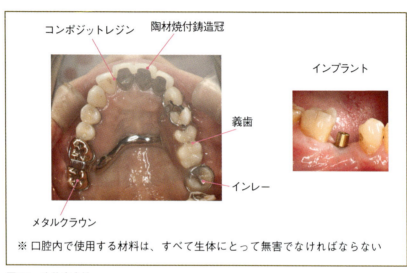

図21 生体安全性

（2）為害性

- 材料の為害性は、「**毒性**」「**発癌性や催奇形性**」「**刺激性**」「**アレルギー性**」「**内分泌撹乱作用**」などがあり、歯科材料の所要条件は生体にこれらの作用を及ぼさないものでなければならない。
- 口腔内に装着された金属は、**金属アレルギー**の原因となることがあり、注意が必要であるが、人による適応や使用法を誤らなければ問題はない。
- 毒性をもつ水銀を含むアマルガムも、水銀の溶出や蒸発が抑えられれば生体への影響はない。
- 各材料の生体との反応、腐食、溶出特性を熟知し、適切な材料の選択、設計、**取り扱い**を行う必要がある。

「歯科材料の生体安全性評価について」

　歯科材料は生体に使用する材料であるため、生体に対して為害作用のないことが前提である。そのため、歯科材料の生体への安全性について、**国際歯科連盟（FDI）、国際標準化機構（ISO）**において評価法が定められている。わが国でも、このガイドラインに則って歯科材料が評価され、臨床の場で使用されている。特に、生物学的評価法は、国際的な **ISO10993：Biological Evaluation of Medical Devices** において検討が行われている。近年、特に安全性が求められており、歯科材料の審査が厳しくなっている。

　日本産業規格（JIS）は、産業標準化法に基づくわが国の国家規格であり、歯科材料、歯科器械もこの規格に準じて製品がつくられる。現在、国際的に規格を統一していく傾向にあるため、JIS も ISO との整合性が図られつつある。

　たとえば、歯科用セメントもこの規格に基づいてつくられているために、操作を間違えなければ、必ず基準通りのものができる。

Coffee Break　歯科材料は JIS で決められている!?

　臨床で用いる歯科材料は、硬化時間はどれくらいか、硬さはどれくらいなければならないかなど、そのほとんどが日本産業規格（JIS）で決められている。

　たとえば、固まるのに1日かかるセメントでは、いかに物性が優れていても臨床では使用できない。ゆえに、セメントの硬化時間は JIS で、ほぼ4～5分に決められている。

　つまり、臨床で使用しやすいように JIS で決められているのが歯科材料である。歯科材料の常識として認識しておこう。

Clinical One Point　タイマーは必需品！

　前述したように、歯科材料は化学反応である。硬化時間は日本産業規格（JIS）で決められている。印象材にしても、各種セメントにしても、硬化時間を守れば、当然のことながら、寸法安定性は良くなる。

　チェア1台につき、キッチン用でもよいのでタイマーを1つずつ置き、硬化時間を守るようにすれば、寸法安定性が保たれるだけでなく、チェアタイムも安定する。

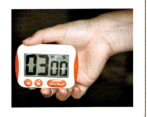

第1章　確認問題

解答は p.212

〔問題1〕歯科衛生士が歯科材料の取り扱いで把握すべき事項はどれか。2つ選べ。

a. 販売価格
b. 保管方法
c. 年間生産量
d. 禁忌・禁止

〔問題2〕有機材料の特徴はどれか。

a. 腐食しやすい
b. 機械的強度が高い
c. 化学的安定性が高い
d. 形成操作が容易である

〔問題3〕セラミックスの特徴はどれか。2つ選べ。

a. 融点が高い
b. 熱伝導性が高い
c. 生体親和性が高い
d. 化学的安定性が低い

〔問題4〕有機材料はどれか。2つ選べ。

a. ハイドロキシアパタイト
b. シリコーン
c. チタン
d. アクリルレジン

〔問題5〕金属材料がセラミックスと比較して特徴的なのはどれか。2つ選べ。

a. 弾性係数が小さい
b. 展延性が良い
c. 審美性が高い
d. 熱伝導率が高い

〔問題6〕素材と歯科材料との組合せで正しいのはどれか。2つ選べ。

a. 有機材料———ジルコニア
b. 金属材料———チタン
c. 無機材料———シリコーンゴム
d. 複合材料———コンポジットレジン

〔問題7〕機械的性質はどれか。

a. 溶解
b. 密度
c. 応力
d. 熱膨張率

〔問題8〕化学的性質はどれか。

a. 密度
b. 疲労
c. 比重
d. 腐食

〔問題9〕機械的性質で正しいのはどれか。2つ選べ。

a. 応力は単位面積あたりの力で表す
b. 歯科材料の硬さの表記にモース硬度がある
c. 塑性変形は弾性変形以上の力が加わったときに生じる
d. 材料に対して垂直方向から力を加え、破断したときの力を圧縮強さという

〔問題10〕歯科材料の熱伝導率で正しいのはどれか。

a. セラミックス ＞ 金属材料 ＞ 有機材料
b. 有機材料 ＞ 金属材料 ＞ セラミックス
c. 金属材料 ＞ セラミックス ＞ 有機材料
d. 金属材料 ＞ 有機材料 ＞ セラミックス

第2章

歯科材料・薬剤の取り扱い

1. 印象材

要点

1. **印象**とは、印象材を使用し口腔内を模型として再現する作業のことである。
2. 印象材は硬化後の硬さにより①**弾性印象材**、②**非弾性印象材**に分けられる。
3. 印象材の硬化様式は、化学反応と温度変化の2種類に大別される。
4. 正確な模型を作るためには、**印象材の精度**、**寸法安定性**が最優先される。

1 概要

　口腔内の歯、顎堤、口蓋および周囲軟組織の形態を立体的に写し取ることを**印象**といい、この目的に使用する材料を**印象材**という（図1）。

■　**模型を作る目的**　■
①口腔内を立体的に診断、観察する
②義歯、歯冠修復物などを作製するための原型を得る

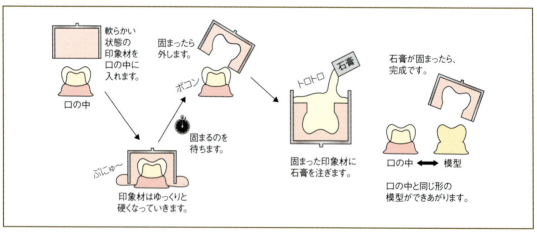

図1　印象とは

■ 印象の手順（図2）■

① 印象材が流動性のある状態でトレーに盛り上げて口腔内に挿入する
② 硬化させてから取り出す（取り出したものを**陰型**という）
③ 陰型に模型材を注ぎ込んで陽型を作る

この一連の操作を**印象採得**といい、陽型を**模型**という。

模型の形や寸法が正確に再現されるためには、
・印象材を口腔内に挿入するタイミング
・圧接するときの力や口腔内から取り出すときの撤去法

などについて、術者がどのくらい知識と経験をもっているかがカギとなる。

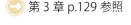
第3章 p.129 参照

Memo
トレーの種類については 第3章 p.128 図3-2-1、3-2-2 を参照。

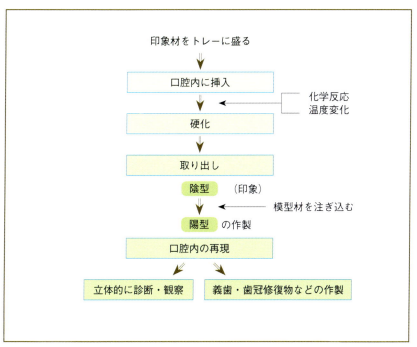

図2　印象採得の流れ

2 種類と分類、用途（表1）

印象材は、以下の2種類に分けられる。
① **化学反応**によって硬化するもの（アルジネート、ゴム質、石膏、酸化亜鉛ユージノール）
② **温度変化**によって硬化するもの（寒天、モデリングコンパウンド）

さらにその2種類のなかで硬化物が、
① **弾性**（アルジネート、ゴム質、寒天）
② **非弾性**（石膏、酸化亜鉛ユージノール、モデリングコンパウンド）

かによって2種類に分けられる。

臨床で使用するうえでは、
① **印象精度**が良い／悪い

Memo
印象材に要求される要素としては、精度と寸法安定性があるが、両方とも兼ね備えているのが付加型シリコーンゴム印象材である。ただし、高価なので使用場面を考える必要がある。アルジネートは単独では精密印象材ではないが、寒天と同時に使用するとその利点が活かされる。

②**寸法安定性**が良い／悪い

によって2つに分類される。臨床の場ではその特徴を熟知して使い分ける必要がある（表1）。

■ **用途（表2）** ■

- 非弾性印象材は少しでもアンダーカットがあると撤去できないために無歯顎の印象にしか使用できない（図3）。
- クラウン、インレーの印象には、少数歯であれば寒天・アルジネート連合印象を、多数歯または超精密印象を要求される場合は付加シリコーンゴム印象材が臨床の場でよく用いられる。

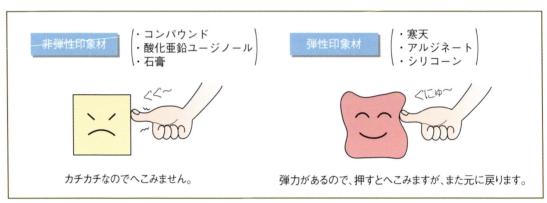

図3　非弾性と弾性

表1　印象材の分類

	化学反応によって硬化する	温度変化によって硬化する
弾性印象材	・アルジネート　・ゴム質	寒天
非弾性印象材	・石膏　・酸化亜鉛ユージノール	モデリングコンパウンド

表2　硬化反応・臨床にみる分類

印象材の種類	寒天	アルジネート	シリコーン 縮合型	シリコーン 付加型	ポリサルファイド	ポリエーテル	酸化亜鉛ユージノール	石膏	コンパウンド
性質	弾性	弾性	弾性	弾性	弾性	弾性	非弾性	非弾性	非弾性
硬化反応	温度変化	化学反応	化学反応	化学反応	化学反応	化学反応	化学反応	化学反応	温度変化
印象精度	◎	△	◎	◎	○	○	◎	○	△
寸法安定性	△	△	◎	◎	△	◎	◎	◎	○
操作時間	短	短	長	長	長	長	中	短	短
用途	精密	概形	精密	超精密	精密	精密	精密 無歯顎	精密 無歯顎	機能 無歯顎
使用頻度	◎	◎	×	◎	×	△	△	△	△

■ 印象精度とは ■
・口腔組織の形態をいかに正確に、細部まで採れるかを**印象精度**という。

■ 寸法安定性とは ■
・口腔内から印象材を撤去した後、温度変化、環境、経過時間などにより寸法変化しにくい印象材を寸法安定性が良いという。

■ 寸法変化とは（図4）■

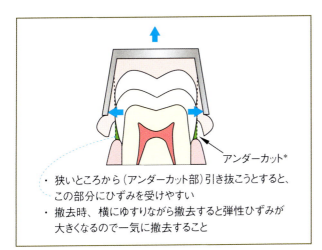

図4　印象撤去時の寸法変化

> **Memo**
> アルジネート、寒天ともに寸法安定性は悪い印象材に入っているものの、印象を撤去するとき、また模型材を注入する時に、的確な操作を行うことによって欠点を補うことができる。

アンダーカット
　巻末用語集 参照

3 取り扱いの注意点

口腔内に最大限近似した模型を作ることが第一の目的である。そのためには、各種印象材がもつ性質を熟知したうえで、以下の点に注意する。
①粉液比を守る。
②均一に練和する。
③気泡が入らないように練和する。
④印象材を迅速に流し込む。
⑤口腔内へ迅速にトレーを挿入する。
⑥硬化時間を厳守する。
⑦口腔内から均一に、かつ迅速にトレーを撤去する。
⑧唾液、血液を洗い流したら、すばやく、確実に印象面に模型材を流し込む。

各種の印象材

1 アルジネート印象材

アルジネート印象材は最も利用頻度の高い印象材である。

■ **主成分・原料**
- 海藻に含まれている**アルギン酸ナトリウム**を原料として開発された。
- 硫酸カルシウム
- 第3リン酸ナトリウム
- 70%ケイソウ土　からなる。

■ **特徴**
- 概形印象や対合歯の印象のほかに**寒天印象材との連合印象**として精密印象にも用いられる。
- ※ 連合印象とは2つのタイプの印象材で印象採得する方法である（図10）。

■ **長所**
- 印象操作が容易で、安価である。
- 粉と水を混ぜると、水に不溶性のアルギン酸カルシウムとなり、ゾルからゲル（化学反応）になる（図5）。

■ **短所**
- 寒天やゴム質印象材に比べて**流動性が低いため、細部への流入はやや劣る**が、寒天との**連合印象**によって精度は向上する。

> **Memo**
> 近年、アルジネート印象材の印象精度が向上したため、用途も幅広くなっている。また、寒天との連合印象によって両者の利点を活かし、少数歯の精密印象にも使用されるまでになってきている（第3章参照）。

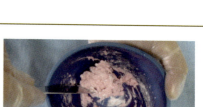
1. 粉と水を正しく計量する。

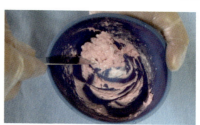
2. 粉に水を入れて練和する。

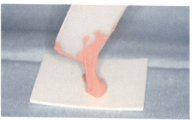
3. ゾル状態（流動性）。

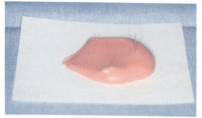
4. ゲル状態（硬化）。

図5　アルジネート印象時のゾル-ゲル反応

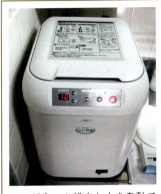 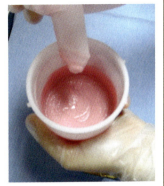

アルジネート粉末と水を自動で練和する。

気泡のない均一な練和が誰でも可能である。

図6　器械練和器

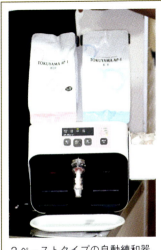 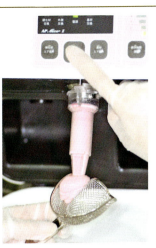

2ペーストタイプの自動練和器。粉、液を使用せずに硬化剤と基材の2種のペーストを器械で練和する。

スイッチを押すだけで練和されたアルジネートが出てくる。トレーに盛って使用する。

図7　自動練和器

水量/粉末量：W／P

混水比

2 歯科材料・薬剤の取り扱い

■ 取り扱いの注意点 ■

・アルジネートの硬化物は、**離液現象**（図11）を生じ、乾燥し体積収縮を起こす。したがって寸法安定性の高い印象を採得するためには、**印象採得後できるだけ早い時期に石膏を注入する**必要がある。
・印象硬化物を水につけておくと吸水により**膨潤**するため、長時間水浴させておくのもよくない（図11、12）。
・メーカーによって多少の違いはあるものの、3分以内で硬化するので、すばやく（30秒以内で）練和し（図5）、気泡が入らないようにすみやかに口腔内へ圧接する。
・現在では、**器械練和器**（図6）や**自動練和器**（図7）もある。
・硬化時間の違いによって3種類のタイプが出ているので（表3）、患者の状態によって使い分けしてもよい。

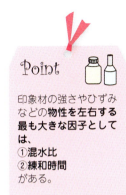

Point

印象材の強さやひずみなどの**物性を左右する最も大きな因子としては、**
①混水比
②練和時間
がある。

➡ 第3章 p.130 参照

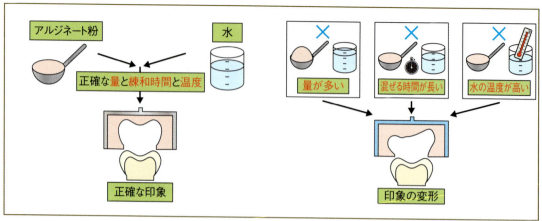

図8 アルジネート印象採得時の変形

表3 アローマファインプラス（ジーシー）の場合（室温23℃、水温23℃）

	練和時間	口腔内保持時間	初期硬化時間（JIS T6505）
スロー	20〜30秒	約3分	3分10秒
ノーマル	20〜30秒	約2分	2分10秒
ファスト	20〜30秒	約1分30秒	1分40秒

 Memo

硬化時間の違いによって3種類のタイプがある（表3）。患者の状態によって使い分けしてもよい。

2 寒天印象材

■ **主成分・原料** ■
- 寒天
- そのほか、ホウ砂、硫酸カリウム、水（80％）からなる。

■ **特徴** ■
- 温度により**流動性の弾性ゾル**と**固形状の弾性ゲル**に変化する（図9）。

■ **長所** ■
- **流動性と親水性**が高いため、口腔内アンダーカット部の精密印象が可能である。

■ **短所** ■
- 材料の強さがないため、それを補うために**アルジネート印象材との連合印象**として利用されることが多い（図10）。
- 模型用石膏を注入すると、印象材からの**離液現象**により石膏表層部での混水比が大きくなり、石膏面が粗造となり、石膏の再現性が低下する原因となるので注意する（p.47 図4）。
- 寒天成分の80％が水であるため、冷却による収縮、離液、膨張による変形を極力避けなければならない（図11、12）。印象採得後はすみやかに石膏を注ぎ、やむを得ない場合は保湿箱か湿った布に包んで水分の蒸発を避ける。

Memo

寒天印象材の微細部再現性は 20μm まで再現可能である。

→ 第3章 p.139 参照

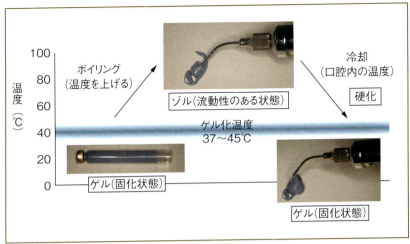

図9　寒天印象材の温度変化によるゾル‐ゲル反応

Memo

寒天やゼラチンは水中では水分を引き寄せてコロイド粒子（流動性）の状態となり、40〜50℃以下の温度に下がるとゲル（固体）となる（**ハイドロコロイド***）。ゲルは時間が経つと**離液**を生じ、分離した水が**蒸発**などで失われると**収縮**を起こす（図9）。

ハイドロコロイド
➡ 巻末用語集 参照

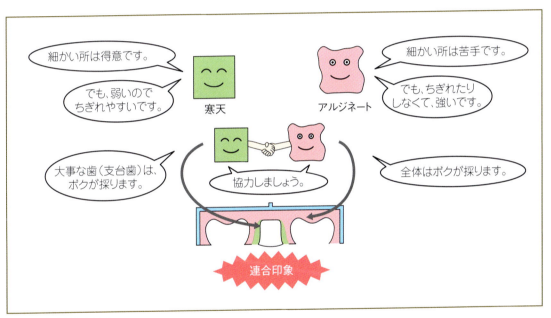

図10　連合印象とは？

■ 取り扱いの注意点 ■

・近年、**寒天コンディショナー**（図13）によって温度管理されているため、決められた通りに扱えば良好な結果が得られる。

Memo

従来は、カートリッジタイプ、シリンジタイプ、チューブタイプが用いられていたが、水を用いない寒天コンディショナーの登場と利便性ならびに感染予防の点から、現在、ほとんどがカートリッジタイプとなっている（図14）。

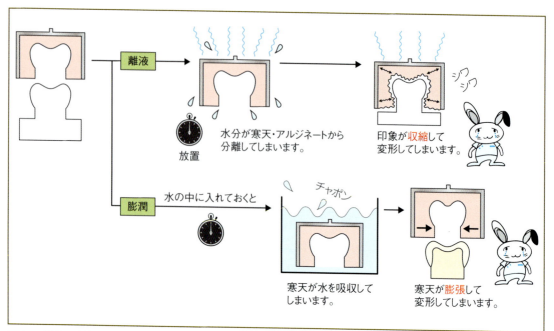

図11 印象の寸法変形とは？

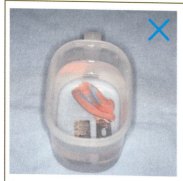
水中に入れておくと膨潤により印象が変形する。

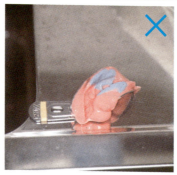
放置しておくと離液により印象が変形する。

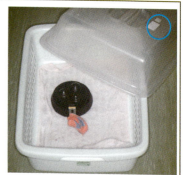
保湿箱に入れ、なるべく早く石膏を注ぐこと。

図12 寒天・アルジネート連合印象採得時の注意事項

■ **寒天・アルジネート連合印象材の使用手順（表4、図14）** ■

① 100℃で約10分加熱してゾル化させる。
② 使用に適した温度（60℃）まで下げる。

表4 処理温度・時間

ボイリング	100℃	10分
ストレージ	約60℃	10分

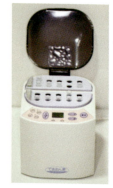

図13 寒天コンディショナー
最も多く使用されるドライタイプの寒天コンディショナー（商品例：てきおん君）は、寒天のボイリング（液化）と、ストレージ（貯蔵）ができる。

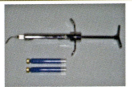 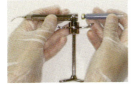 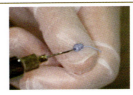 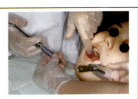
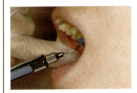 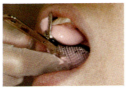 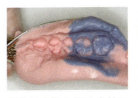 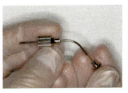

図14 寒天・アルジネート連合印象材の使用手順　　第3章 p.139参照

トレー法

現在、印象用トレーにアルジネート印象材を盛り、細部は寒天印象材で採るという寒天・アルジネート連合印象が主流になっている。しかし、かつては、寒天専用のトレーに寒天を盛り、その専用トレーには送水用のパイプが施されており、送水パイプに冷水を流すことによって細部に流した寒天と専用トレーに盛った寒天を同時に硬化させる方法がとられていた。このときに、寒天を液化させることを**ボイリング**（100℃）、貯蔵しておくことを**ストレージ**（約60℃）、熟成させることを**テンパリング**（約45℃）と呼んでいた。現在、専用トレーなど特殊な装置が必要であること、準備に時間がかかること、操作時間が短いことなどから、この方法はほとんど用いられていない。

印象の消毒（図15）

・印象材は直接、血液、唾液と接触するので**感染予防**を考えておかなければならない。
・一般的に**次亜塩素酸ナトリウム**や**グルタルアルデヒド水溶液**、**電解酸性水**が用いられているが、寒天、アルジネートなどは水分の影響を受けやすいので近年、強力な殺菌作用をもつ電解酸性水で30秒～1分洗浄する方法がとられることが多くなった（図15）。

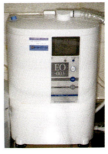

図15　電解酸性水生成器（EO-003）

2 歯科材料・薬剤の取り扱い

3 ゴム質（エラストマー）印象材

ゴム質印象材は**精密弾性印象材**である。他の印象材よりも精度、寸法安定性ともに優れている。

（1）分類

大まかに、**ベースとなるゴム質**、**粘度**によって分類される。

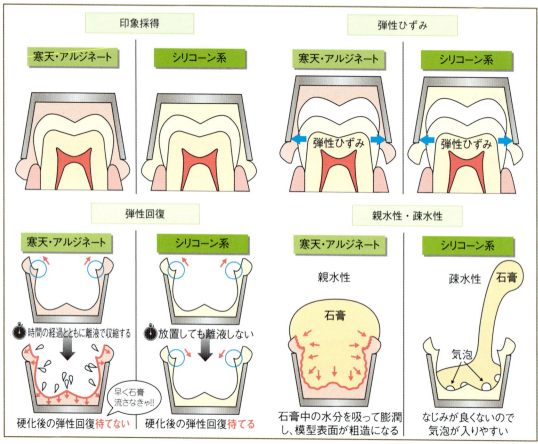

図16 寒天・アルジネート連合印象材とゴム質印象材の違い

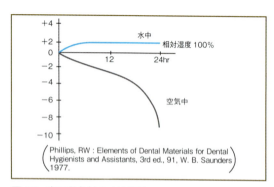

図17 寒天印象材の寸法変化

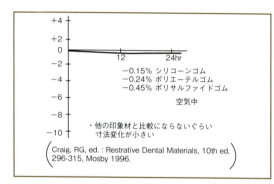

図18 ゴム質印象材の寸法変化

■ ベースとなるゴム質による分類 ■

1. シリコーンゴム印象材
    ①縮合型シリコーンゴム印象材
    ②付加型シリコーンゴム印象材
2. ポリサルファイドゴム印象材
3. ポリエーテルゴム印象材

（2）シリコーンゴム印象材

　シリコーンとはケイ素原子に有機基が結合したシロキサン結合*からなる**合成高分子**の総称である。ポリマーをシリコーンといい、ケイ素元素あるいは単体をシリコンという。

■ 特徴 ■
- 温度が高くなるほど、硬化時間は短くなる。
- **付加型**と**縮合型**がある（表5）が、現在は付加型が主流である。

■ 長所 ■
- 無味無臭で、弾性回復率も良い。
- 操作時間がアルジネート印象材の3倍近くも長く、多数歯補綴装置作製時の印象採得に最も適した印象材である。
- 硬化時間は約5〜6分。

■ 短所 ■
- 高価である。

Memo

これまでは疎水性のものが多く、石膏の水分をはじきやすいために模型に気泡が入りやすい欠点があったが、最近、比較的親水性のものも開発され、歯肉溝付近のマージンもシャープに採れるようになり、多数歯補綴の印象には不可欠な印象材である。永久変形率は0.1%以下とすべての印象材のなかで最も優れた印象材である。

シロキサン結合
巻末用語集 参照

表5　付加型と縮合型

付加型	縮合型
・ゴム質印象材のなかで温度の影響を最も受けやすい ・寸法安定性に優れており、すべての印象材のなかで最も収縮率が少ない ＊反応時の副生成物がなく架橋反応による体積収縮が非常に少ないためである	・他のゴム質印象材に比べて最も大きな寸法変化を示す（硬化後24時間で0.5%収縮） ＊硬化時に副産物としてエタノールを生成するため、その分だけ体積収縮が起こる

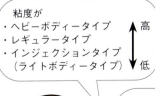

粘度が
- ヘビーボディータイプ
- レギュラータイプ
- インジェクションタイプ
  （ライトボディータイプ）
高 ↕ 低

補綴装置の精密印象にはインジェクションタイプが使われることが多い

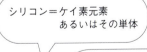

シリコン＝ケイ素元素
　あるいはその単体

シリコーン＝ポリマー
　（ケイ素の有機化合物）

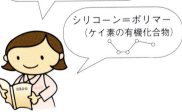

粘度による分類　　シリコーンとシリコン

■ **取り扱いの注意点** ■

- **ベース**と**キャタリスト**の2つのチューブから出して均等に練和するタイプで、取り扱いが簡易である（図19〜21）。
- パテ状のタイプはベースパテとキャタリストパテとを手指を用いて均一に練り上げる（図22）。
- パテ状タイプで一次印象し、その後ライトボディータイプを盛り上げて二次印象を行う**積層印象**（二重印象）が臨床では多用される。

　　　　　　　　　　　　　→ 第3章 p.145 参照

 Memo

近年、図19のようにガンタイプのものがほとんどで、練和する必要がなくなった。ベテラン、新人問わず、均一かつ気泡のない硬化体が得られるようになった。

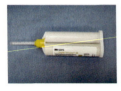

各社から市販されている。現在、ベースとキャタリストは左の写真のようにチューブに入っており、シリコーンゴム印象用の銃も付属されている。そのため、手練和する必要がなく、練和時の気泡は皆無である。

図19　シリコーンゴム印象材と専用銃

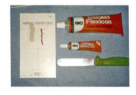

ペーストタイプの場合は紙練板上でベースとキャタリストを練和し使用する（フレキシコン）。

図20　シリコーンゴム印象材（ペーストタイプ）

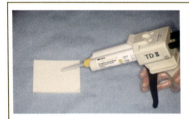
1. 専用銃を数回、握りしめる。

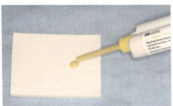
2. 練和されたシリコーンゴム印象材が出てくる。

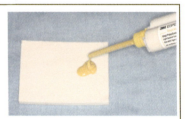
3. 決められた硬化時間にしたがって硬化する。

図21　シリコーンゴム印象材の手順

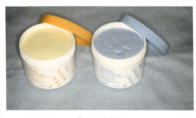
1. パテ状タイプの印象材。

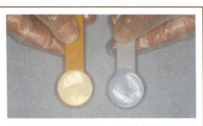
2. ベースとキャタリストを等量採取する。

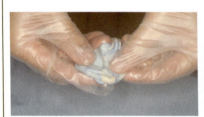
3. 手で練和する。

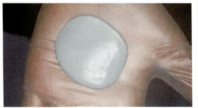
4. 硬化時間にしたがい硬化する。

図22　パテ状タイプの実例

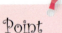 Point

ラテックスグローブをはめたままで歯面に触れたり印象材に触れてしまうと、硬化遅延や面荒れするので注意すること。また、局所表面麻酔剤、グリセリンなどが被印象体表面に付着したまま印象すると面荒れするので注意を要する。

（3）ポリサルファイドゴム印象材

■ 主成分・原料 ■

・ベースペースト：ポリサルファイドにフィラーを加えたもの。

・キャタリストペースト：二酸化鉛や有機過酸化物などの酸化剤、適度な粘度を与えるジブチルメタフタレートなどが含まれる。

■ 特徴 ■

・弾性ひずみがほかのゴム質印象材より大きく、アンダーカットの大きな印象よりも無歯顎印象に用いられる印象材である。

・しかし、イオウ臭もあるため、近年、使用頻度が減少している。

■ 取り扱いの注意点 ■

・ベースペーストとキャタリストペーストの2本を等長に練板上に押し出し、色調が均一になるようメーカー指定時間内に練り上げる。

・付属されている遅延剤（オレイン酸）を加えると硬化時間は長くなる。逆に湿気や水分で硬化時間は短くなる。

（4）ポリエーテルゴム印象材

■ 主成分・原料 ■

・ベースペースト：エチレンイミン環を末端にもつポリエーテルにシリカフィラーや可塑剤（調整剤）が含まれている。

・キャタリストペースト：芳香族スルホン酸エステルとともに、シリカフィラーや可塑剤が含まれている。

■ 特徴 ■

・最も新しいゴム質材料である。

・寸法安定性に優れている。

　→ポリエーテルゴムの硬化反応は**開環付加反応**であり、**副生成物を生成しない**。

・しかし、比較的硬いため、大きなアンダーカットのある印象に不適なこともあり、**インレー、支台歯、全部床義歯**などの印象採得に用いられる。

・硬質石膏（高強度型）との適合性が良い。

■ 取り扱いの注意点 ■

・練和方法は他のゴム質印象材と同じである。

・最近は**積層印象**にも用いられる。

> ✎ Memo
>
> ゴム質印象材の硬化後寸法変化はISO4823規格で1.5％以下とされており、アルジネート印象材や寒天印象材に比べればはるかに小さい。しかし、ポリサルファイドゴム印象材の弾性ひずみは約15％でアルジネート印象材とほぼ同じであり、ゴム質印象材のなかでは最も大きい。

---

2 歯科材料・薬剤の取り扱い

4 酸化亜鉛ユージノール印象材

酸化亜鉛ユージノールは非弾性印象材である。仮着材として使用されている酸化亜鉛ユージノールセメントと同じ成分である。

■ 主成分・原料 ■
以下の2種のペーストに分かれている。
①主成分が酸化亜鉛
②主成分がユージノール

■ 特徴 ■
・非弾性印象材のため、アンダーカットのある場合は撤去できない（図23、26）。

■ 取り扱いの注意点 ■
・印象精度は高いが、硬化後の強度が低いため用途の範囲は限られる。
・硬化物に弾性がなく、硬化による寸法変化がないため、**無歯顎の印象採得**では非常に正確な印象を採ることができる（図23、26）。
・他の印象材に比べて
　①粘膜刺激がある
　②灼熱感を覚える
　③未反応のユージノールの味がする
などの欠点があるため、取り扱いは慎重に行われねばならない。

Memo
酸化亜鉛ユージノールセメントについては第2章 p.56を参照。

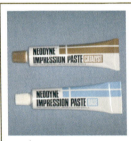

1. ベースとキャタリストからなっている。

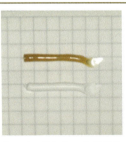

2. ベースとキャタリストを等長に練和紙に出す。

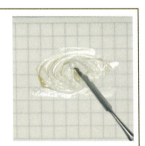

3. 2つを練和する。

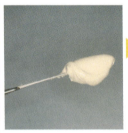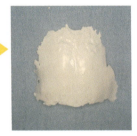

4. 練り上がった練和泥。

5. 上顎口腔粘膜内面
約4分後に硬化し、このように滑択な面が得られる。しかし、非弾性印象材のため、アンダーカットのある部位は採れないなど、適用範囲は限られてくる。

図23　酸化亜鉛ユージノール印象材の手順（インプレッションペースト）

5 コンパウンド

非弾性印象材で、温度変化による熱可塑性材料である（図26）。

主成分・原料
- 主成分：カウリ樹脂、硬質ワックス
- 可塑剤としてステアリン酸が加えられている。

特徴
- 口腔内温度よりもわずかに高い温度で十分な流動性があり、細部を再現できるが、温度調整が難しく、かつ、アンダーカットがある場合では使用できないため、近年、使用頻度は激減している。
- 粘膜面の**加圧印象**に用いられる**モデリングコンパウンド**と、筋圧形成印象に用いられる**インプレッションコンパウンド**がある（図24、25）。　第3章p.161参照
- 恒温槽（ウォーターバス）の水温を通常60℃とし、ガーゼを敷いてコンパウンドを浸し、中心部まで軟化したら既製トレーに盛って45℃ぐらいの温度で口腔内に圧接する（図24）。
- 一度採得した印象の辺縁を削除したり、局所を再軟化させ再び圧接し、機能的な歯肉頰移行部を再現したりすることができる。
- モデリングコンパウンドで概形印象した後、酸化亜鉛ユージノール印象材を組み合わせた連合印象として用いられることもある。
- 模型材の硬化後、非弾性印象材であるため撤去するときに破折などが起こる場合があるので注意する。
- トレーから印象材を撤去するのはアルジネート印象材ほどは容易ではない。

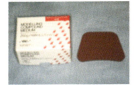 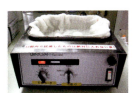 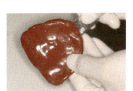

| モデリングコンパウンド | 恒温槽（ウォーターバス）。軟化したモデリングコンパウンドがウォーターバスの内面にこびりつかないようにあらかじめガーゼを敷いておく。 | 軟化したコンパウンドをトレーに盛る。 |

図24　モデリングコンパウンドの使用手順（モデリングコンパウンド）

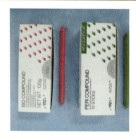
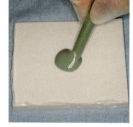
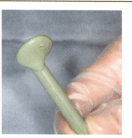

1. イソコンパウンド（赤）
   ペリコンパウンド（緑）
2. アルコールランプなどで加熱すると軟化する。
3. 冷却すると硬化する。

図25　インプレッションコンパウンドの使用手順

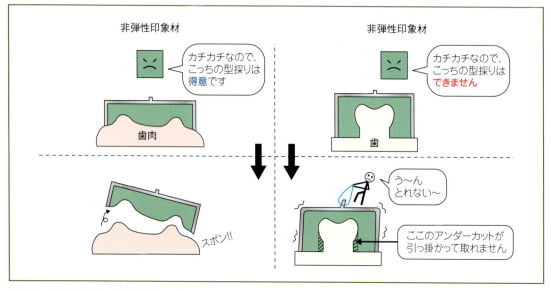

図26　非弾性印象材（酸化亜鉛ユージノール、コンパウンド）の特徴

6 石膏印象材

・石膏印象材は**非弾性印象材**である。現在、印象材としては使用されていない。

■ 主成分・原料 ■

・模型材の石膏と同じである。**半水石膏**（$CaSO_4 \cdot 1/2H_2O$）を主成分とし、硬化促進剤としてK_2SO_4（硫酸カリウム）やKNO_3（硝酸カリウム）などを添加して、3～5分間で硬化するように調整されている。
・0.50～0.60の混水比で水と練和して、硬化させる。

■ 長所 ■

・石膏泥は流れが良く、再現性には優れている。
・硬化時の寸法変化も小さく、硬化後、空気中に保存しても収縮量は小さい。

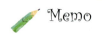

Memo

石膏については第2章
2．模型用材料も参照。

■ 短所
- アンダーカットがある場合は使用できない。
- **硬化時に発熱**するので患者に不快感を与える。

7 機能印象

- 義歯床粘膜の形態を印象採得するために行われる印象法である。
- 義歯の内面に印象材を盛り、装着後、摂食させ、咀嚼時の粘膜面の印象を採得する（図27）。
- 他の印象材と異なり、数日間にわたり弾性が維持される。

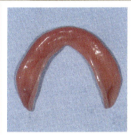 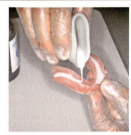 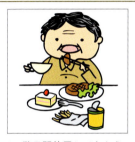 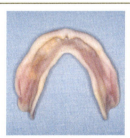

1. 印象前の義歯内面。
2. 機能印象材を内面に盛る。
3. 数日間使用してもらう。
4. 咀嚼時の粘膜面の印象が採れる。

図27 機能印象の実例

印象採得の注意点

1. 印象用トレーの適切な選択は印象精度を左右する。
2. 混水比は物性に大きく影響するので厳守する。
3. 印象を口腔内から撤去する時間を把握しなければならない。これは印象材の流動性が時間の経過とともに低下し、印象内面に弾性が発現するためである。十分に硬化して、弾性が発現してから行う必要がある。
4. 唾液、出血、歯肉溝滲出液などの水分の有無は、印象精度に大きく左右する。
5. アンダーカットのある印象材は撤去時に弾性ひずみを発現するので、撤去後は弾性回復して正確に口腔内の形態を復元しなければならない。

〈嘔吐反射のある方への対応〉
これまでの手順を守ったうえで、以下の点に注意する。
① トレーに盛りすぎない
② 診察台を起こす
③ 下を向かせる
④ 下顎から先に印象を採る
⑤ 鼻呼吸を促す
⑥ それでも駄目なら表面麻酔を行う

2. 模型用材料

要点

1. **模型用材料**とは、印象採得後に口腔内を再現する材料であり、主に**石膏**が用いられる。
2. 歯科用石膏は**二水塩**を加熱してつくられる（半水石膏）。
3. 結晶の型は α **半水石膏（硬質石膏）**と β **半水石膏（普通石膏）**に分類される。
4. **硬化時に膨張**し発熱反応を起こす。膨張率は普通石膏＞硬質石膏の順に小さい。
5. 石膏の種類に応じた混水比（W/P　水／粉）を順守する必要がある。

1 概要

歯や口腔を印象材で型を採ったあと、その陰型に流し込む材料を**模型材**といい、歯や口腔と同じ形のもの（陽型）を**模型**という。

模型は**研究用模型**と**作業用模型**の2つに分けられる。研究用模型は**治療計画**を立てるときや**咬合検査**に使用される。作業用模型は**補綴装置作製**の場合などに用いる模型のことをいう。模型は**全顎**、**片顎**、**歯のみ**の模型がある。

模型材料には、金属、エポキシ樹脂もあるが、歯科で一番使用されている石膏のみをこの章では解説する。石膏には、**普通石膏、硬質石膏（一般型、高強度型）**の2種類がある（2016年より2種類に）。

2 種類と分類、用途

歯科用石膏は**二水塩（$CaSO_4・2H_2O$）**を加熱してつくられる（**半水石膏**）。その方法によって、以下の3つに分類される（表1）。

（1）普通石膏（β 半水石膏）

■ **性質** ■
- 水への溶解度は低温であるほど大きい。
- 粉末は不定形で多孔質である。
- 硬化は速い（α 半水石膏と比較して）。

■ **用途** ■
- 機械的強度が大きくないため、クラウン、ブリッジ、インレーなどを作製するための作業用模型としては使用されず、アルジネート印象材などで印象された研究用模型として使用される。

（2）硬質石膏（α 半水石膏）

■ 性質 ■
- 粉末は形が揃っており、緻密質である。粉末表面は滑沢である。
- 水への溶解度は低温であるほど大きい。
- 硬化は遅い（β 半水石膏と比較して）。

■ 用途 ■
- 主にクラウン、ブリッジ、インレー作製時の作業用模型として使用される。また、研究用模型として使用されることもあり、用途は幅広い石膏である。

（3）硬質石膏（α 半水石膏）（高強度型）

■ 性質 ■
- 粉末は形が揃っており、緻密質である。
- 硬化は遅い（β 半水石膏と比較して）。

■ 用途 ■
- クラウン、ブリッジ、インレー作製時の作業用模型として使用されることが一番多い。
- 一般的な硬質石膏より機械的強度は一番大きいため、主にゴム質印象材で印象された全部床義歯用模型として使用されることが多い。

3 歯科用石膏の性質

■ 硬化反応（図1、2） ■
① 半水石膏に水を加えると発熱反応で二水石膏になる（図1）。
② 石膏の硬化は半水石膏が水に溶解し、二水石膏の**針状結晶**に変化し析出することにより生じる（図2）。

> **Memo**
> 理論的には硬化時に収縮するはずの石膏が、硬化膨張という形で逆にその体積を増す理由は、成長した針状結晶同士がぶつかり、結晶間にスペースをつくるためである。

$$CaSO_4 \cdot 1/2H_2O + 3/2H_2O \rightarrow CaSO_4 \cdot 2H_2O$$
（半水塩）　　　（水を混ぜる）（二水塩）硬化する

図1　硬化反応

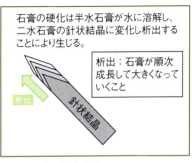

図2　石膏の針状結晶

混水比（表1、図3）

- 粉末100gに対する水の量の比を混水比（W/P：water/powder）として表す。
- 半水石膏の理論的混水比は0.186だが、臨床的には、各種石膏の混水比は表1のようになる。

表1　各種石膏の所要性質

	普通石膏	硬質石膏	硬質石膏（高強度型）
結晶の型	β	α	α
混水比	0.40〜0.60	0.20〜0.30	0.18〜0.25
寸法変化	大きい	小さい	小さい
硬さ	軟らかい	中	硬い
表面荒れ	しやすい	中	しにくい
強度（MPa）	15	35〜40	50

表2　石膏の種類

種類	名称	主な用途
タイプ1	普通石膏	印象用
タイプ2（クラス1）	普通石膏	咬合器装着用
タイプ2（クラス2）	普通石膏	模型用および義歯埋没用
タイプ3	硬質石膏	模型用、義歯埋没用および模型基底部用
タイプ4	硬質石膏（高強度、低膨張）	模型用（特に歯型用）、模型基底部用およびCAD/CAM歯型用
タイプ5	硬質石膏（高強度、高膨張）	歯科修復用材料の収縮補償に必要な膨張量をもつ模型用（特に歯型用）、義歯埋没用および模型基底部用

JIS T6600:2016 より

Memo
2016年より「超硬質石膏」という名称がなくなったが、タイプ4に関しては、超硬質石膏と呼ばれることがある。

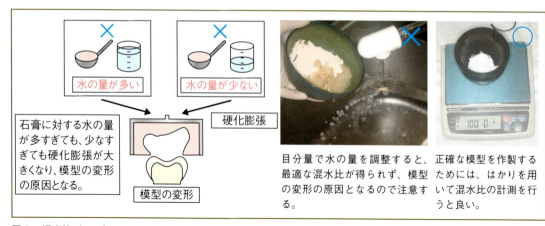

図3　混水比（W/P）

硬化時間の調整

- 石膏の**結晶成長**が速まるか、遅くなるかによって**硬化時間**が変わる。

①混水比を小さくすると硬化は速くなる。
②水温を高くすると硬化は速くなる。
③しかし、60℃を超えると硬化は遅くなる。
④練和回数を多くすると硬化は速くなる。
⑤添加薬剤の使用
　・硬化促進剤：硫酸カリウム、硫酸カルシウムなど
　・硬化遅延剤：ホウ砂、ゼラチン、寒天、にかわなど

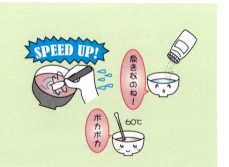

硬化膨張
- 普通石膏と硬質石膏の**膨張率**は 0.2〜0.3％で、硬質石膏（高強度型）は 0.05〜0.15％と報告されている。
- **混水比**や**化学物質添加**によって影響を受ける。
- 混水比を小さくすると硬化膨張は大きくなる。
- 塩化ナトリウム、硫酸カリウム、ホウ砂などの化学物質を添加すると、硬化膨張は小さくなる。

発熱反応
- 石膏は硬化時に**発熱反応**を起こす。

吸水膨張（図4）
- 初期硬化時に石膏硬化体を水に浸漬または注水すると**硬化膨張が約2倍**になる。
- アルジネート印象材や寒天印象材など、水性コロイド印象材からの水分によって硬化反応中にも膨張する。

強度
- **日本産業規格（JIS規格）**での圧縮強さは**普通石膏 9.0MPa 以上**、**硬質石膏 20.0MPa 以上**と規定されている。
- いずれの石膏も混水比を小さくすると圧縮強さは高くなる。
- 石膏硬化体の表面硬さは圧縮強さと関係がある。

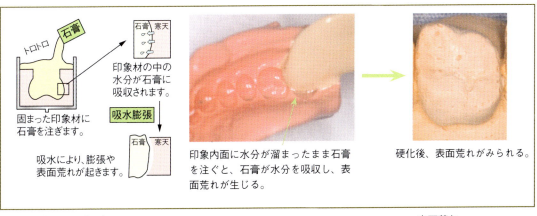

図4　石膏の表面荒れ*

表面荒れ　巻末用語集 参照

Clinical One Point　水が先か、粉が先か

水に対する比重が小さいものは粉に水を加え、大きいものは水に粉を加えます。アルジネートは水より軽く、石膏は水より重いので、アルジネートを練和するときは粉に水を加える。石膏を練和するときは、水に粉を加えます。

4 取り扱いの注意点

①石膏練和泥を印象に流し込むときには気泡が入らないように**バイブレーター**（図6）を使用する。
②石膏泥の注入は静かに1ヵ所から行う。
③アルジネートや寒天印象は消毒処理で寸法安定性が低下するため、模型の消毒処理が考えられる。現在、各種薬液に模型を浸漬し消毒する方法がとられている。
④石膏は**吸湿**しやすいため、粉末での保管は密閉容器に入れる必要がある（図5）。吸湿すると粉末が二水石膏となり、硬化反応、硬化時間に影響を与える。

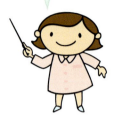

石膏が「風邪をひく」ので蓋をすること

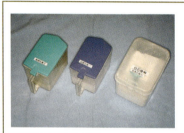

石膏の保存方法
石膏は吸湿しやすいため、高温・多湿の場所を避け、密閉容器で保管すること。

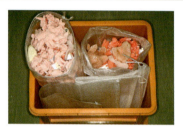

石膏の廃棄方法
使用後に余った石膏や、不要になった石膏模型は医療廃棄物として捨てること。

図5　石膏の保存・廃棄方法

5 手順 (図6)

〈石膏〉

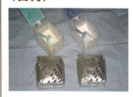

石膏は空気中の水分を吸っても反応が起こるため専用の容器で蓋をして保管する。

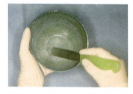

石膏スパチュラは鉛筆のように持つ。

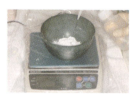

メーカー指定の混水比を厳守し計量する。

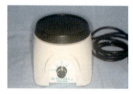

気泡が入らないようにバイブレーターを使用する。

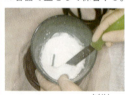

ゆっくりと粉と水を撹拌し、ムラなく混ざった時点でバイブレーターを使用する。

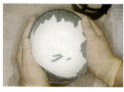

バイブレーターにラバーボウルを強く押し当て、石膏中の気泡を浮き出させる（脱泡）。

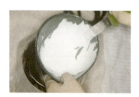

ラバーボウルの壁に石膏をこすりつけ、脱泡する方法もある。

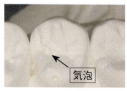

気泡

脱泡が不完全なまま石膏を注入すると、模型に気泡が入るので注意する。

〈真空練和器〉

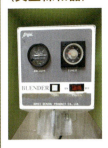
真空練和器を使用することで、気泡を混入することなく石膏を練和することができる。

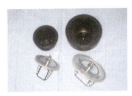
真空練和器は専用の容器を使用する。

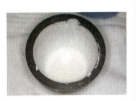
真空練和器を用いた石膏泥。気泡がなく均一に練和されている。

〈石膏の注入〉

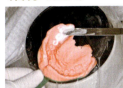
トレーをバイブレーターに当てながら、石膏を少量とり、最後臼歯から前歯方向へゆっくりと流し込む。強く押し当てると、印象の変形の原因となるので注意する。

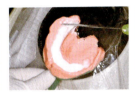
最初の注入位置から追加注入する。違う箇所からの注入は気泡の原因となる。バイブレーターの振動を利用して全体に石膏を流す。

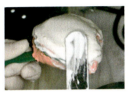
印象面全体に石膏を盛り上げる。

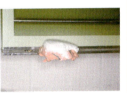
石膏を注入した模型は水平にして硬化させる。完全に硬化したことを確認して印象から外す。

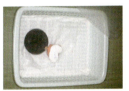
乾燥による印象材の変形を避けるため、保湿箱で硬化させることもある。

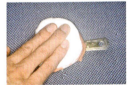
発熱中に石膏を印象から外してはいけない。外すときは手で触れて発熱していないことを確認すること（約30分）。

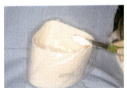
余った石膏は医療廃棄物として捨てる。排水溝内で硬化してしまうため排水溝に流してはいけない。

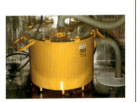
石膏を洗う流し台は1ヵ所に決め、流しの下に石膏トラップを設置しておく。

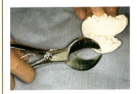
石膏が硬化した後、印象材から模型を撤去する。模型の大きなバリは石膏鉗子を用いて削除する。

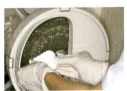
石膏トリマーで模型の辺縁をトリミングし修正する。模型の歯の部分を削らないように注意する。

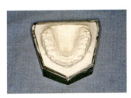
ゴム枠の中に練和した石膏を注入し、注入した模型が硬化する前にトリミングした模型を置き、辺縁を滑らかに整える。

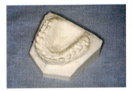
硬化後、ゴム枠から模型を撤去し、模型の台付けが完成する。

図6　石膏の取り扱い手順

歯科用石膏の理工学的特徴

　歯科用石膏は3種とも化学的には同じものであるが、結晶構造がそれぞれに違うために硬化後の性質が異なる。
　硬化反応はすべて
$CaSO_4 \cdot 1/2H_2O + 3/2H_2O \rightarrow CaSO_4 \cdot 2H_2O$
という化学反応により起こるが、以下の条件によって変わってくる。

1．**硬化反応**
　・石膏粉末は半水石膏と呼ばれる結晶である。
　・水と練和することにより反応し、二水石膏として硬化する。
2．**硬化膨張**
　・結晶が押し合って硬化するため内部に空隙が生じ、見かけ膨張する。
　・また、練和操作により影響を受ける。
3．**混水比**
　・水量／粉末量＝W/Pで表される。
　・メーカー製品ごとにそれぞれ標準混水比があり、適切な硬化を得る目安とする。
4．**硬化時間**
　・さまざまな因子により、硬化が遅くなったり速くなったりする。
5．**普通石膏と硬質石膏**
　・粉末に物理的な違いがあり、用途別に使用される。
6．**印象材と模型材との相性**
　・印象材の種類と模型材の種類には相性がある。
　・アルジネート印象材は表面荒れを起こしやすいが、ゴム質印象材ではかなり滑沢な表面が再現できる。
　・模型材は、普通、硬質、硬質（高強度型）の順に表面荒れしにくい。
　・印象材と模型材をその用途に応じて選択していく必要がある（第2章1．印象材参照）。

 石膏は膨れっ面!?

　石膏は、いずれも膨張する材料である。石膏の膨張は補綴装置の精度に大きく影響するため、いかに必要以上に膨張させないかがカギとなってくる。
　そのために大切なことは、混水比を守ることである。水加減によって石膏の良し悪しは決定するので、いい加減では困るのである。

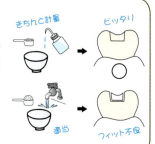

3. 合着・接着材

要点

1. **合着・接着材を歯科用セメント**と呼ぶ。
2. 用途は、修復物・補綴装置と歯の接合（合着・接着・仮着）、および裏層である。
3. 現在使用されている歯科用セメントは、①**リン酸亜鉛セメント**、②**酸化亜鉛ユージノールセメント**、③ポリカルボキシレートセメント、④**グラスアイオノマーセメント**、⑤**接着性レジンセメント**の5種類である。
4. 歯科用セメントは、種類に応じた正しい計量と取り扱いによって接着強さが左右される。

1 概要

（1）はじめに

　合着・接着材とは、歯の欠損部を補う修復物や補綴装置を歯に接合する材料のことである。これらをまとめて**歯科用セメント**と呼ぶ。

　現在主に使用されている歯科用セメントは**粉と液**からなっているが、近年、**ペーストタイプ**も出てきている。

　歯科用セメントの接合には合着と接着の2種類がある（図1）。

　・**合着**：2つの固体を機械的な嵌合力で固定すること
　・**接着**：2つの固体を材料の化学反応で結合させること

　リン酸亜鉛セメントには接着力はなく、接着性材料の代表は接着性レジンセメントである。

➡ 第1章 p.21 参照

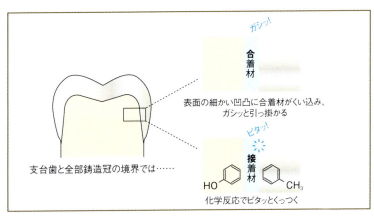

図1　合着・接着とは？

（2）合着・接着材の所要性質（図2）

①流れが良く、被膜厚さが小さいこと（図4）
②十分な機械的強度があること
③唾液や飲食物によって溶解しないこと（図5）
④歯髄に対して為害作用がないこと
⑤硬化時の膨張収縮がないこと
⑥硬化時間が適切であること
⑦保存性、操作性が良いこと

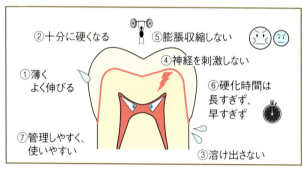

図2　セメントの所要性質

2 種類と分類、用途

　30数年前までは、リン酸亜鉛セメントが主流であったが、接着材料の開発研究が進み、改良が加わった結果、主流はグラスアイオノマーセメントに移ってきている。歯科用セメント開発の歴史から、現在、大きく**5つの歯科用セメント**に分けられる（表1）。

　歯科用セメントの特徴を理解するには、歯科用セメントの歴史を知るとともに粉と液の主成分を知ることである（表1）。

　主成分をみると、開発の歴史からも各々のセメントは親族関係にあるといえる（図3）。

表1　歯科用セメントの粉と液の主成分

種類	主成分 粉	主成分 液	用途	開発年
リン酸亜鉛セメント	酸化亜鉛	リン酸	合着、裏層、仮封	1878
酸化亜鉛ユージノールセメント	酸化亜鉛	ユージノール	仮着、裏層、仮封	1890
ポリカルボキシレートセメント	酸化亜鉛	ポリアクリル酸	合着、裏層	1968
グラスアイオノマーセメント	アルミノシリケートガラス	ポリアクリル酸	合着、裏層	1971
接着性レジンセメント	PMMA、シリカ	MMA or Bis-GMA	接着	1980年代

覆髄と裏層

　覆髄は歯髄の活性化を目的とし、裏層は物理、化学的刺激から歯髄を保護することを目的としてセメントが使われている。ただし、近年、セメントが多種多様に製品化され、その境界がなくなりつつある。

Memo
ユージノールセメントは機械的強度が他のセメントに比べ低いので、仮着に使用されることが多い。

表2　歯髄保護の種類と材料名

歯髄保護の種類		使用される材料名
覆髄	〈フィニッシング〉	水酸化カルシウム製剤
裏層	〈ライニング〉〈ベース〉	リン酸亜鉛セメント 酸化亜鉛ユージノールセメント ポリカルボキシレートセメント グラスアイオノマーセメントなど

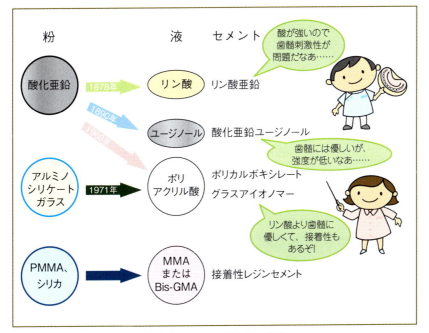

図3　現在、使用されている歯科用セメントの粉と液の関係

3 各種歯科用セメントの特徴（表3、図4、5）

表3　各種歯科用セメントの特徴

	歯質、金属との接着	歯髄刺激	操作性
リン酸亜鉛セメント	なし	あり	やや難
酸化亜鉛ユージノールセメント	なし	鎮静作用	やや難
ポリカルボキシレートセメント	あり	ほとんどない	易
グラスアイオノマーセメント	あり	ほとんどない	易
接着性レジンセメント	あり	ほとんどない	やや難

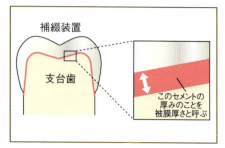

図4　被膜厚さとは？

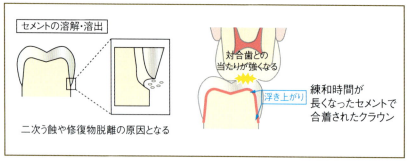

図5　被膜厚さが厚くなると…。

各種の合着・接着材

1 リン酸亜鉛セメント

■ **特徴** ■

・粉と液を練和することで硬化する。
・練和時に**発熱する**ため、**ガラス練板**を広く使用し、放熱させながら練和する。
・歯質や金属には**接着性がなく**、あくまでも**機械的嵌合力**で接合している（図1参照）。

■ **取り扱いの注意点** ■

・リン酸亜鉛セメントは**分割練和**（図6、7）を行う。
・分割練和の意義は、液中により多くの粉末を入れることであり、硬化物の物性を向上させることにある。
・さらに、練板の面積を最大限に使用することによりセメントの反応熱が放散される。

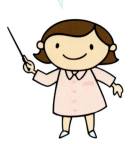

リン酸亜鉛セメントは発熱するので、冷却するか放熱させながら練和する

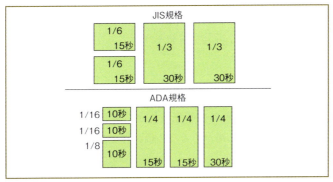

図6 リン酸亜鉛セメントの粉の分割（JIS規格、ADA規格）

〈リン酸亜鉛セメント〉

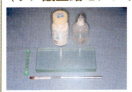

金属スパチュラとガラス練板を使用する。ガラス練板を冷やしすぎて水滴がつかないように注意する。

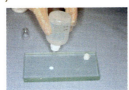

粉と液をボトルから正確に計量する。発熱するため、粉を右上に置き、練板を広く使用して放熱する。

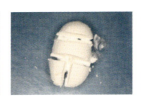

粉を1/6、1/6、1/3、1/3の4つに分割する。

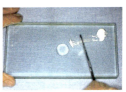

最初の1/6を混ぜる。15秒間練和し、均一な乳液状にする。ガラス練板を冷やしすぎて水滴がつかないように注意する。

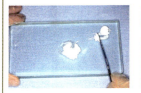

続いて次の1/6を15秒間練和する。

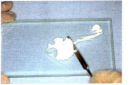

続いて次の1/3を30秒間練和する。

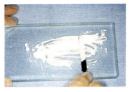

最後の1/3を加えて30秒間練和する。練板を広く使い、均一に練和するよう注意する。

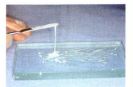

セメント練和終了。糸を引く程度の稠度（流動性）になるのが目安である。

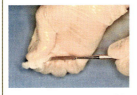

使用したスパチュラと練板はすばやく拭き取る。

操作時間目安：90秒
硬化時間：7分15秒（JIS）

図7 リン酸亜鉛セメントの分割練和（JIS規格）

2 酸化亜鉛ユージノールセメント

■ **特徴** ■

- 他のセメントに比べて機械的強さが小さいことから、合着・接着材として使用されるより、修復物の仮着や根管充塡材として使用されたり、液部のユージノールには**鎮静作用**があるため仮封材や裏層材として使用されることのほうが多い。
- **水分が多少混在しても硬化する。**
- 強度を上げるために、粉末にシリカ、液部にオルトエトキシ安息香酸を配合した**EBA**セメントがある。

〈酸化亜鉛ユージノールセメント〉

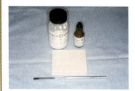
金属スパチュラでもプラスチックスパチュラでもどちらでもよい。

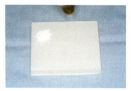
粉と液を出す。仮着用には液を多く、仮封用、裏層用には粉を多く。

＊他のセメントと異なり、液と粉の分量により調整して使用することが多い。

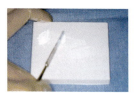
液に粉を少しずつ足しながら練り込んでいく。加える粉の量で稠度を調節する。

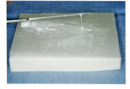
仮着用の稠度。糸を引く程度。

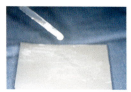
仮封用の稠度。一塊になって落ちない。使用目的に応じて加える粉の量で調節する。

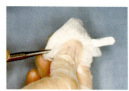
使用後のスパチュラについたセメントはすばやくアルコールガーゼで拭き取る。

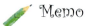 Memo

仮着用には液を多く、仮封用、裏層用には粉を多くする。
＊他のセメントと異なり、液と粉の分量により調整して使用することが多い。

操作時間目安：60秒
硬化時間：3～10分

図8　酸化亜鉛ユージノールセメントの練和

3 ポリカルボキシレートセメント

■ 取り扱いの注意点
　練和方法は他のセメントと同様であるが、**練和に伴い粘性が上がる**ので注意を要する。

■ 特徴
・液部の主成分にポリアクリル酸を使用しているため、リン酸亜鉛セメントと比較して、**歯質接着性**が向上している（表3参照）。
・練和時の発熱はほとんどない。
・粘性があるため、**修復物の浮き上がり**に注意する。

■ 取り扱いの注意点
・金属との接着性があるため、練和は**プラスチックスパチュラ**を用いる（図9）。
・実際の練和は図10のように容易である。

粉は湿度を嫌う。液は蒸発すると使用できなくなるのでキャップはしっかりと閉めること。

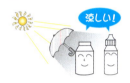

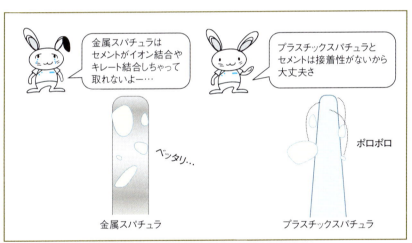

図9　金属スパチュラとプラスチックスパチュラの取り扱い上の違い

〈ポリカルボキシレートセメント〉

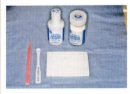
プラスチックスパチュラと紙練板を使用する。

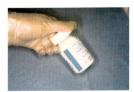
粉・液をよく振ってから使用する。

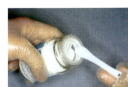
計量スプーンで正確な量の粉を取る。ボトルについている蓋ですり切って、過不足なく取ること。

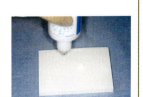
ボトルを垂直に立てて1滴ずつ計量する。ななめに液を出すと量がくるってしまうため注意。

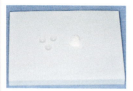 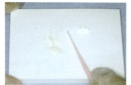 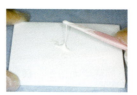

メーカー指定の粉液比を守る。	粉の半分を練和する。粉を一度に練和すると、均一に練和できない。	練和終了。糸を引くぐらいの稠度を目安とする。	操作時間目安：60秒 硬化時間：4分

図10　ポリカルボキシレートセメントの練和

4 グラスアイオノマーセメント

グラスアイオノマーセメントは1971年に開発されて以来、改良が加えられ、合着用だけでなく、**充填用、裏層用、支台築造用、予防充填用**と幅広く活用されている。

近年、光重合型のものや、ペーストタイプのものまで操作性の面からも改良が加えられている。

■　特徴　■
- **歯質接着性**があり、歯髄に無刺激であり、また、抗う蝕作用が期待できる（表3参照）。
- **熱膨張係数が歯質に近い**。
- フッ化物徐放性を示す。
- 欠点は硬化時間が長く、硬化中に唾液などの水分に汚染されると劣化することである。
- 近年、改良が加えられたため、現在、存在するセメントのなかでは一番欠点が少ない。

■　取り扱いの注意点　■
- 練和法はポリカルボキシレートセメントと同様（図13、14）。
- 金属との接着性を有するため、練和は**プラスチックスパチュラ**を用いる（図9）。

> **Memo**
> グラスアイオノマーセメントについては、第2章、p.65表2、p.72も参照。

> **Memo**
> ART（Atraumatic Restorative Treatment, 非侵襲的修復技法）は、WHOがアジア・アフリカ諸国等の開発途上国で推進したもので、MID（Minimal Intervention Dentistry）の概念に立脚している。歯質の侵襲を最小限に抑えた修復技法で、タービンなどの機械で歯を削らず、スプーンエキスカベーターで軟化した病的な（組織崩壊した）象牙質を可及的に除去し、従来型のグラスアイオノマーセメントを充填する非侵襲的治療法である。子どもや、歯を削る機械音が苦手な患者に適した治療法である。

〈グラスアイオノマーセメント〉

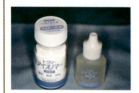 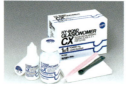 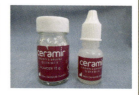

トクソーアイオノマー（トクヤマ）	ハイボンドグラスアイオノマーCX（松風）	セラミアセメント（白水貿易）

図11　歯科用セメントの商品例（グラスアイオノマーセメント）

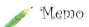
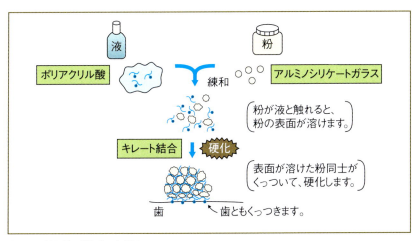

Memo

レジン添加型グラスアイオノマーセメントは、従来型グラスアイオノマーセメントにコンポジットレジンのプライマーである親水性モノマーが添加されており、従来型グラスアイオノマーセメントよりもこれまで以上に接着が良くなっている。

図12　粉と液が混ざると固まる

〈グラスアイオノマーセメント（粉液タイプ）〉

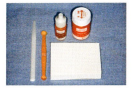
プラスチックスパチュラと紙練板を使用する。

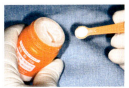
計量スプーンで正確な量の粉を取る。ボトルについている蓋ですり切って、過不足なく取ること。

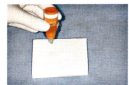
ボトルを垂直に立てて1滴ずつ計量する。メーカー指定の粉液比を守る。

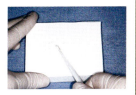
粉が飛び散らないように粉を中央に集めながら手早く練和する。

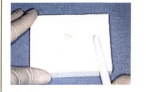
練和終了。

操作時間目安：
2分30秒

硬化時間：
2分30秒

図13　グラスアイオノマーセメントの練和（粉液タイプ）

〈グラスアイオノマーセメント（ペーストタイプ）〉

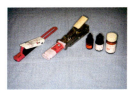
粉液タイプのほかにペーストタイプのものもある。

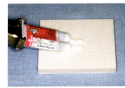
ペーストなので粉液タイプのものより手早く練和できる。

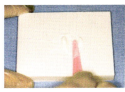
2色のペーストが混ざり色が均一になるまで練和する。

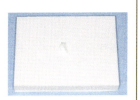
練和終了。

操作時間目安：
2分30秒

硬化時間：
7分以下

図14　グラスアイオノマーセメントの練和（ペーストタイプ）

2　歯科材料・薬剤の取り扱い

5 接着性レジンセメント

　50年ほど前にレジン系セメントが開発されたが、接着性、操作性などに問題があったため、一度姿を消した。2000年に入り、コンポジットレジンやその接着システムの研究開発により、レジン系セメントも臨床応用が可能となった。代表的なものに、スーパーボンドC&Bやパナビア F2.0 がある。
　その接着性の高さから、**歯質だけではなく、金属、セラミックスなどの接着**も可能となった。さらに、接着システムの進歩により**象牙質との接着**強さが飛躍的に伸びた（p.68、69参照）。

■ 特徴 ■

- コンポジットレジンの研究開発により臨床応用可能となったため、コンポジットレジンと同様の性質をもっている。そのため、**湿潤状態でも硬化可能**であり、他のセメントとは異なり**唾液溶解性はない**。
- 他の歯科用セメントとは異なり、**フィラー**を含有しているものもあるため（パナビアF2.0の場合）、強度は強いが、被膜厚さが厚くなりかねない欠点もある。
- そのため、接着システムを熟知していないと、良好な結果が得られない。
- 強固な接着性のため、**セメント除去のタイミング**が難しい。
- コンポジット系レジンセメントはコンポジットレジンプライマーである親水性モノマーが添加されており、MMA（メチルメタクリレート）系レジンセメントは化学重合型で、コンポジット系レジンセメントはMMA系レジンセメントより機械的強度は強い。光照射によって硬化が異なることもある。

> **Memo**
> 「接着性レジンセメント」という言葉がよく使われるが、レジンそのものには接着性はなく、歯質への前処理としての「接着システム」における「接着性」であることを覚えておこう（接着システムについては、p.67 ■コンポジットレジンの接着システム■ を参照）。

〈接着性レジンセメント〉

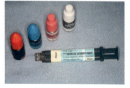
準備
接着性レジンセメント、エッチング材、プライマー、シランカップリング剤

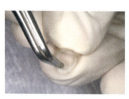
補綴装置内面にシランカップリング剤を塗布し乾燥させる（シラン処理）。

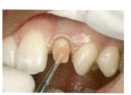
歯にエッチング材を塗布、水洗、乾燥させる（クレンジング処理）。

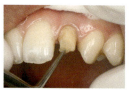
プライマーを薄く塗布する。

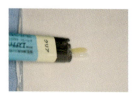
レジンセメントを練板に出し、気泡が入らないように練和する。

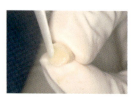
レジンセメントを練和し、クラウンの内面に盛る。

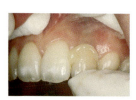
浮き上がらないよう、しっかりと圧接する。

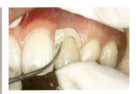 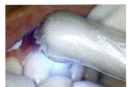 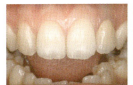

| メーカー指定の硬化時間を守り、セメント除去を慎重に行う。 | デュアルキュア型のセメントを使用した場合は光照射し完全に硬化させる。 | 終了。 |

操作時間目安：2分～2分30秒
硬化時間：4分

Memo
余剰セメントが歯肉溝内に入り、歯肉炎の原因となることもあるので、細心の注意を要する。

図15　接着性レジンセメントの使用法

取り扱いの注意点

他のセメントとは異なり、粉と液を混ぜるだけでなく、**前処理（歯面処理や金属面処理）が必要となるので、術者の知識、経験が大きく左右する。**

接着阻害因子

レジンそのものより歯質表面処理時の注意が必要である（第2章「4. 歯冠修復材、2. コンポジットレジン」参照）。

歯質との間で起こる化学反応を阻害する因子としては、①プラーク、②唾液、③血液、④水分、⑤仮着セメントの取り残し、⑥タービンなどのオイル、⑦エッチング材の除去不良、などがある。

シラン処理

金属とセラミックス（無機物）をレジン系接着材（有機物）で接着させる場合は、無機物の表面にシラン処理をする。

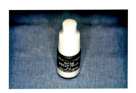

図16　シランカップリング剤 クリアフィル セラミックプライマー

Memo
MMA系レジンセメントはMMA系成分が主なので常温重合レジン（即時重合レジン）タイプのセメントで、コンポジット系レジンセメントはBis-GMAが主なのでコンポジットレジンタイプのセメントである。

Memo
2000年に入ってグラスアイオノマーの長所とレジン系セメントの長所を兼ね備えたデュアルキュア型*（光でもそのままでも硬化する）のセメントが主流である。使用前に主成分を説明書で確認する必要がある。

〈グラスアイオノマー系レジンセメント〉

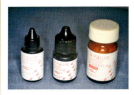 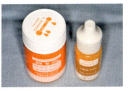 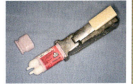

| フジリュート（ジーシー） | トクヤマイオノタイトF（トクヤマ） | フジルーティング（ジーシー） |

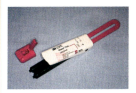 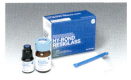

| ビトレマー（3M） | ハイボンドレジグラス（松風） |

図17　歯科用セメントの商品例（グラスアイオノマー系レジンセメント）

デュアルキュア型
🔵 巻末用語集 参照

2 歯科材料・薬剤の取り扱い

〈接着性レジンセメントの商品例〉

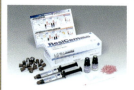
レジセム

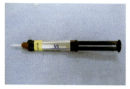
パナビア V5 ペースト

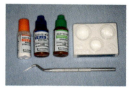
エムシーピーボンド

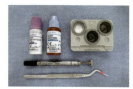
スーパーボンド

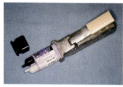
G-ルーティング

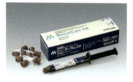
ビューティーセム SA

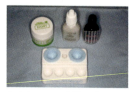
トクヤママルチボンドⅡ

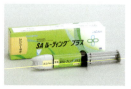
SA ルーティング プラス

図18 歯科用セメントの商品例（接着性レジンセメント）
被着体の種類（金属、セラミックなど）によってプライマー処理してから使用するセメントもある。

表4 接着性レジンセメント

	粉末成分	液成分	圧縮強度（MPa）
MMA系	PMMA	MMA、機能性モノマー、TBB	50～70
コンポジットレジン系	フィラー、触媒、重合促進剤	Bis-GMAなど 二官能モノマー 重合開始剤、重合促進剤	170～245

コンポジットレジン系レジンセメントはコンポジットレジンと類似した組成（p.68、69参照）であるが、合着用セメントのため皮膜厚さ等を考慮し、フィラー含有量はコンポジットレジンより少なく、粒子サイズも小さくしている。重合形式はコンポジットレジンの重合形式と同じである。現在、ペーストタイプが主流である。

歯科用セメントの理工学的注意点

1. 粉液比を必ず守る。被膜厚さが大きくなると浮き上がりの原因になり、圧縮強さにも影響する。
2. 硬化時間を厳守することにより補綴装置の浮き上がりを防ぐことができる。
3. 歯科用セメントは液成分に有機酸を使用していることが多く、酸性度が高い。歯髄保護という観点から注意しなければならない。硬化後は中性に近くなる。
4. 歯科用のセメントは化学反応で硬化するため、温度、湿度に敏感である。

Coffee Break　歯科用セメントはみんな親戚!?

　歯科用セメントの代表選手は5種に集約される（p.53 図3）。歴史とともに改良され今日に至っているが、主成分を知れば、どの系統のセメントであるかがわかる。このように、現在使用されているセメントはみんな親戚といえる。
　近年、登場したレジンセメントもこの系統から生まれたセメントである。今後ますます改良されるであろうが、出身地を知れば取り扱いもわかってくるので、新しいセメントに出合ったら、まず主成分を調べてみよう。

4. 歯冠修復材

要点

1. 歯冠修復材とは**歯質の実質欠損を回復させる**材料のことをいう。
2. 口腔内で歯冠形態を回復させる**直接法**と、印象後模型上で作製する**間接法**の2つの方法がある。
3. 直接法に使用する材料を**成形修復材**と呼ぶ（コンポジットレジンなど）。
4. 間接法で使用される材料には、金属、セラミックスなどがある。
5. コンポジットレジンの硬化反応は、その触媒により**化学重合型と光重合型の2種類**に分けられる。

1 概要

（1）はじめに

　う蝕や外傷により歯質の実質欠損部を伴った場合、元の歯冠形態に修復、回復させるための材料を総称して**歯冠修復材**と呼んでいる。そのなかで、直接、歯冠形態を回復させる材料を**成形修復材**と呼ぶ。

　成形修復材の始まりはシリケートセメントであったが、

- コンポジットレジンそのものの物性の改良
（特に**耐摩耗性、接着強さ、熱膨張係数、光学特性**）
- 接着システム（**象牙質の歯面処理法**）

の研究開発の著しい進歩（1980年～）により、今日では**コンポジットレジン修復が成形修復材の代名詞**にまでなっている（表1、図1）。

　さらに、従来の**化学重合型**のものから**可視光線重合型**のものまで種類が豊富であることから、用途に応じて選択できるようになった。ただし、臼歯部に用いるには強度の点で金属、セラミックスには及ばない。

　金属を用いた成形修復材の代表は**アマルガム**である。ごく最近まで、操作性の良さ、圧縮強さが強いという点で他の成形修復材より優れているため使用頻度が高かったが、コンポジットレジンの接着システムの進歩により、さらには**遊離水銀**に対する汚染問題と人体への影響を配慮して、日本では使用禁止となった。

Memo

コンポジットレジンは、色調の点でも前歯部審美修復が可能となり、**審美歯科**という言葉も日常化されるまでになった。

表1 成形修復材の開発年表

西暦（年）	成形修復材	歯質表面処理（コンポジットレジン）	変　遷
1871	ケイ酸（シリケート）セメント		
1896	アマルガム		
1941	MMA系レジン（即時重合）		
1955		エナメル質への酸エッチング	
1965	Bis-GMA系コンポジットレジン		
1971	グラスアイオノマーセメント		1970年頃まで アマルガム、即時重合レジンは歯質に機械的に嵌合していた。シリケートセメントは強度不足、歯髄刺激が大きかったが使用されていた
1980年代			1980年代 コンポジットレジンの台頭 エナメルエッチングにより重合収縮を補う
1990年代		象牙質へのプライマー処理	1990年代 象牙質有機質へのプライマー処理
2000年代			フィラーの改良、進歩（ハイブリッド型へ）

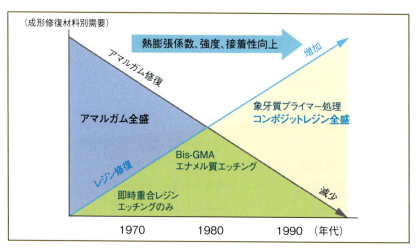

図1　現在のコンポジットレジンまでの成形修復材の変遷

2 種類と分類、用途（表2）

歯冠修復材は、使用する際の方法から、以下のように分類される。

（1）直接法／成形修復材
・コンポジットレジン
・グラスアイオノマーセメント
・アマルガム

（2）間接法
・インレー
・クラウンブリッジ

表2　成形修復材、エナメル質、象牙質の物性の比較

	コンポジットレジン	アマルガム	グラスアイオノマーセメント	エナメル質	象牙質
ヌープ硬さ（HK）	30〜80	80〜110	33〜48	343	75
圧縮強さ（kg/cm^2）	1,700〜4,300	4,000〜5,000	1,300〜2,400	3,900	3,500
熱膨張係数（10^{-6}/℃）	23〜45	22〜28	2〜17	12	8
吸水率（％）	0.2〜1.8	—	0.2〜0.7	—	—

3 歯冠修復材の所要性質（図2）

①機械的強度が十分にある
②歯質の熱膨張係数に近い
③唾液や飲食物によって溶解しない
④歯髄に対して為害作用がない
⑤硬化時間が適切である
⑥操作性、保存性が良い
⑦審美的に優れている

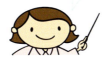

歯冠修復で大切なのは強度と膨張係数

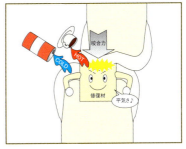

図2　歯冠修復材の所要性質

Coffee Break　歯も大きくなったり小さくなったりする!?

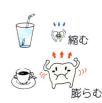

　　物質にはそれぞれに熱膨張係数というものが存在する。これは、物質は熱すれば膨らみ、冷やせば縮むということで、歯も歯に詰める材料にも、それぞれに膨張収縮の度合いが決まっている。
　歯に詰める材料の熱膨張係数が、歯の熱膨張係数に近ければ、歯が膨らむときには同じ割合で膨らみ、逆に、歯が縮むときには同じ割合で収縮するので、氷を食べた後に、熱いお茶を飲んだとしても、外れにくいのである。

各種の歯冠修復材

1 常温重合レジン（即時重合レジン）

1960年代にコンポジットレジンが登場する（1980年代に主流となる）までは、合成高分子であるポリメチルメタクリレート（PMMA）が歯冠修復材として使用されてきた。現在でも、義歯床、人工歯には利用されているが、物理的特徴から歯冠修復材としては使用されず、暫間修復物としての使用頻度が最も高い。

■ 主成分 ■
- 粉：ポリメチルメタクリレート（PMMA）+重合開始剤
- 液：メチルメタクリレート（MMA）、重合促進剤

■ 取り扱いの注意点 ■
- 粉と液を混和して、レジン泥のうちに成形する。

■ 特徴 ■
- 粉と液を混和するだけなので操作が容易
- 補修も容易
- 安価

■ 問題点 ■
- 機械的強度はコンポジットレジンの1/3以下である。
- 熱膨張係数が大きい（歯質の8倍）。
- 変色する。
- 摩耗する。

Coffee Break　コンポジットレジンのお相手は？

　今日、コンポジットレジン（CR）は臨床上、なくてはならない歯科材料の一つである。CR充塡において、接着する相手が
- エナメル質（無機質90%以上）か
- 象牙質（無機質約70%）か

によって、前処理方法が異なってくる。
　当然ながら前処理を間違うと接着強さは変わってくる。CRを接着させるお相手が何かによって前処理方法を考えよう。

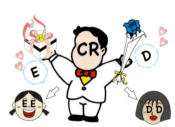

2 コンポジットレジン

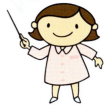

コンポジットレジン修復を
完璧に覚えよう！

コンポジットレジン修復の習得には、
1．コンポジットレジンについて（図3）
2．歯質表面処理方法（図6）
の両者を熟知しなければならない。

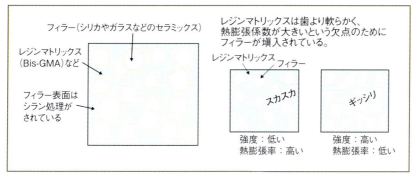

図3　コンポジットレジンとは

コンポジットレジンの接着システム

・**コンポジットレジン自体に接着力はないため、歯面処理とボンディング材により歯面と接合している**（図5）。
・コンポジットレジン修復は基本的には**5ステップ**で行われている（図4）。
・現在市販されている接着システムは、ステップの途中を省略しているものが多いため、**どこが省略されているか把握しておく必要がある**。

5ステップとは（図4）

①**エナメルエッチング**：エナメル質を表面処理する。
　エナメル質表面（無機質が99％）の処理には、一般的には**リン酸**が使用されている。表面処理されてできたエナメル質表面の凹凸を**エナメルタグ**と呼ぶ。これにより機械的嵌合力が向上する。

②**デンティンクレンジング**：**スミヤー層**（削りかす）を除去すると同時に象牙質の表面処理をする。
　象牙質の無機質はエナメル質に比べ結晶性が低いため、**弱酸**、もしくは **EDTA**[*] が用いられる。これをデンティンコンディショナー、もしくはデンティンクレンザーと呼ぶ。

③**プライミング**：象牙質の有機質を表面処理する。
　象牙質の有機質（コラーゲン）に浸透するために水溶性モノマーである HEMA が使用され、その後、種々の**機能性モノマー（HEMA、4-META**[*]**、Phenyl-P など）**が使用されている。これを**デンティンプライマー**と呼ぶ。この象牙質のコラーゲンとレジンが浸透して硬化した層を**樹脂含浸層（ハイブリッドレイヤー）**と呼ぶ。

 Memo

1955年、Buonocore がエナメル質をリン酸でエッチングすると接着性が向上することを発見したことから始まった。

 Memo

1960年代に Bowen により開発された Bis-GMA がコンポジットレジンの始まりである。

EDTA、4-META
🔵 巻末用語集 参照

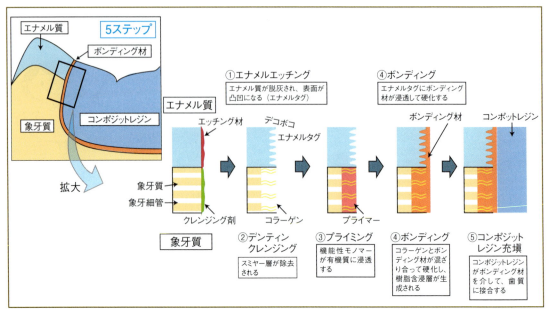

図4 5ステップの流れ

④**ボンディング**：**ボンディング材**を塗布する。
　エナメル質、象牙質の表面処理が終了したら、コンポジットレジンのモノマーを含有しているボンディング材を塗布する。

⑤**コンポジットレジン充填**
　化学重合の場合は、ペーストとペーストを混和させて硬化させる。光重合の場合は充填後、光照射で硬化させる。
　　↓
　形態修正、研磨へ

■ 歯質表面処理の特徴（図5、6）■

　従来はエナメル質のみの表面処理（**酸エッチング**）であったが、1990年代に入り、象牙質有機質の表面処理方法が開発され、接着システムは大きく変わった。
　エナメル質と象牙質では無機質、有機質の構成比が異なるため、それぞれ違った処理方法が用いられる。

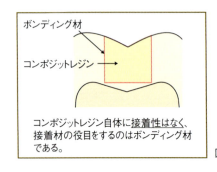

図5　コンポジットレジンの接着

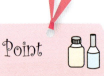

Memo

1990年代に入り、象牙質有機質の表面処理法が開発されたことで、接着強さが向上した。

Point

エッチングの効果
①スミヤー層、および汚染物質を取り除く
②レジンのぬれ効果*を向上させる
③エナメルタグをつくることにより、表面積を大きくし、接着力を向上させる（投錨効果*）
④極性化*

ぬれ効果、投錨効果、極性化
巻末用語集 参照

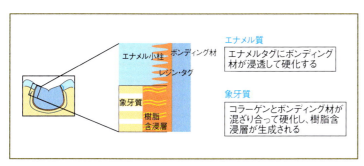

図6　象牙質（有機質）への処理とエナメル質への表面処理
接着様式が異なるため、それぞれに対して異なった表面処理が必要となる。

5ステップの簡素化（図7、8、9、表3）

現在、市場に出ている接着システムは**操作性重視のため簡素化**されている。しかし、原理原則をできる限り守っている製品を使うべきである。

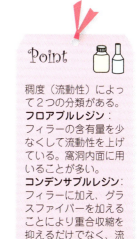

Point

稠度（流動性）によって2つの分類がある。
フロアブルレジン：
フィラーの含有量を少なくして流動性を上げている。窩洞内面に用いることが多い。
コンデンサブルレジン：
フィラーに加え、グラスファイバーを加えることにより重合収縮を抑えるだけでなく、流動性を抑え、圧接、填塞をしやすくしている。両レジンとも本質的な成分は同じである。

ステップ数					
5	エナメルエッチング	デンティンクレンジング	プライミング	ボンディング	充填
4	エッチング		プライミング	ボンディング	充填
3	エッチング		プライミング・ボンディング		充填
2	オールインワン：エッチングとプライミングができるボンディング材でボンディングシステムのみを指し、ワンステップとも呼ばれる				充填

現在、2ステップが大半である。ボンディング材に機能性モノマーを加味し、酸性に傾かせて4つのステップを1液にしている。ただし、ボンディング材の酸性モノマーだけではエナメル質に対して不十分な場合はエッチングを施したほうがよい。逆に、エッチングのやりすぎは象牙質のコラーゲンの変性を伴うので注意を要する。必ず説明書に目を通すことを心がけよう。

Excite F　　ジープレミオボンド　　クリアフィルメガボンド2（2液性）

図7　基本の5ステップと簡素化したステップおよび代表的なボンディング材
ボンディング材が黒いボトルに入っているのは光を遮断するためである。キャップのしめ忘れなど、臨床上、注意を要する。

①：クエン酸（表面処理材グリーン：サンメディカル）
②：リン酸（表面処理材レッド：サンメディカル）
③：リン酸ゲル（ファインエッチ：Spident）

エナメル質のエッチングにはリン酸（30〜40％）を30秒間使用する。象牙質のエッチングにはクエン酸（弱酸：10％）を5〜10秒使用する。

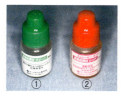
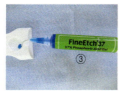

図8　エッチング材の種類

Memo

日本では酸性のプライミング・ボンディングで一気に接着させる2ステップが多い。ただ、詳細には、エナメル質と象牙質は無機質と有機質のパーセントが全く違うため、エッチング、プライミングの使用が異なる。

2　歯科材料・薬剤の取り扱い

表3 被着体への各種プライマー

歯質	水溶性モノマー HEMA、リン酸エステル系モノマー MDP、カルボン酸系モノマー 4-META など、カルボキシル基、リン酸基を含む機能性モノマー
金属貴金属	トリアジンジチオン系接着性モノマー VBATDT、イオウ原子（S）またはメルカプト基（SH）など
非金属	リン酸エステル系 MDP、カルボン酸系モノマー 4-MET など
セラミックス	シランカップリング剤 γ-MPTS、メタクリル酸系モノマー

Memo

被着体との化学的接着を向上されるために開発された接着性モノマー（機能性モノマー）が、現在、各種プライマー、接着性レジンセメントに添加、として臨床現場で使用されている（p.60〜参照）。

G-マルチプライマー（ジーシー）

主成分としてすべての被着体に対応できるよう下記のモノマーが入っている。
1. チオリン酸エステル系モノマーにより、貴金属と歯科用レジンとの接着性を高める。
2. リン酸エステル系モノマーにより、非貴金属、ジルコニアセラミックス、アルミナセラミックスと歯科用レジンとの接着性を高める。
3. ビニルシランにより、ポーセレン、二ケイ酸リチウムガラス、コンポジットレジン表面と歯科用レジンとの接着性を高める。

図9 マルチプライマー

■ 取り扱いの注意点 ■

臨床の場においては光重合型、化学重合型の特徴を熟知して使い分けしていく必要がある（表4）。現在、成形修復材としては、操作性、審美性の点から**光重合型**（図10）が主流であり、支台築造用としては状況によって光重合型、**化学重合型**（図11）を選択する。

〈光重合型〉

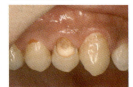
窩洞形成後。

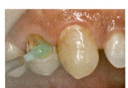
エナメル質をエッチングして20秒放置後、水洗し乾燥させる。

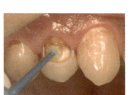
ボンディング材を塗布し、光照射。

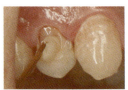
コンポジットレジンを填入。

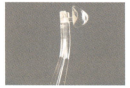
サービカルマトリックス。

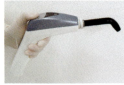
LED光照射器（G-Light Prima〈ジーシー〉）。

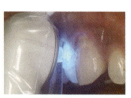
サービカルマトリックスで圧をかけた状態で光照射する。

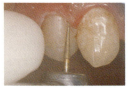
形態修正、研磨をして終了。

図10 光重合型

〈化学重合型〉窩洞形成からエッチング、ボンディングは光重合型と同様。

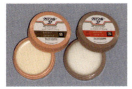
ベースとキャタリスト*のペースト。

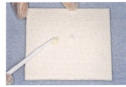
指定量のベースとキャタリストを採取し、ペーストを練和する。粘性が高いため、押し潰すように練和すること。

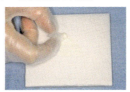
練和したペーストをディスポーザブルチップに填入する。

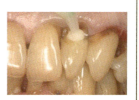
シリンジを用い、気泡が入らないように慎重に充填する。

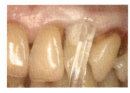
サービカルマトリックスを歯頸部に圧接し、圧をかけた状態で硬化させる。

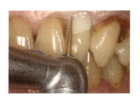
形態修正、研磨し終了。

キャタリスト
 巻末用語集 参照

図11　化学重合型

光重合型と化学重合型の重合の違い（図12、13、表4）

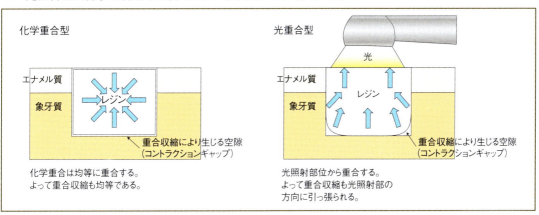

図12　化学重合型と光重合型の重合によるコントラクションギャップ

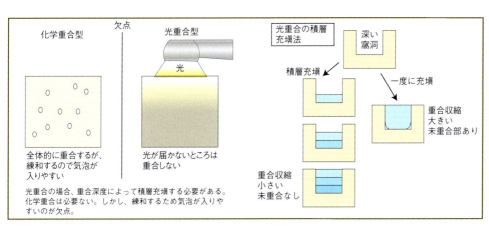

図13　化学重合型と光重合型の欠点

表4 化学重合型と光重合型の比較

	化学重合型	光重合型
主成分	マトリックスレジン（ジメタクリレート）フィラー	マトリックスレジン（ジメタクリレート）フィラー
重合開始剤 活性剤	過酸化ベンゾイル 第3級アミン	カンファーキノン アミン系
重合方法と重合反応（第1章参照）	重合開始剤のペーストと活性剤のペーストからなり、2つのペーストを混和して重合を開始する	重合開始剤と活性剤は1つのペーストからなり、光を照射すると重合を開始する
重合時間（操作方法）	2つのペーストを混和すると徐々に硬化する（約3分）	光を照射するまで重合開始しない→光を照射するとすぐ硬化する（約20秒）
重合収縮	全体に収縮（図12、13を参照）	光に向かって収縮（図12、13を参照）
問題点	混和するので気泡が入りやすい	光が届かないところは未重合
用途（主流）使用頻度 色	支台築造用 低い シェード少ない	歯冠修復用 高い シェード多彩

Memo

光重合と化学重合、両方を兼備しているのが「デュアルキュア型」であり、光照射が届かない部位も硬化されるので臨床的には便利である。

3 グラスアイオノマーセメント

■ **特徴** ■
- 当初、歯冠修復用として登場したグラスアイオノマーセメントは、従来の歯冠修復材としての使用よりも合着用、**裏層用、支台築造用、予防充塡用**として用いることが多くなった。
- フッ化物徐放性を有するので、根面う蝕に有効である。

■ **成分** ■
- 歯冠修復用グラスアイオノマーセメントの成分は合着・接着用グラスアイオノマーセメントと同様、粉にはアルミノシリケートガラス、液にはポリアクリル酸を用いている。

■ **分類** ■
- 液・粉の混和を行う化学重合型グラスアイオノマーセメント。
- 近年は、**レジンを添加し、光触媒を用いた光重合型グラスアイオノマーセメント**も登場し、操作性、ならびに機械的強度が向上している。さらなる改良が加えられ、操作性が数段良くなった。

■ **歯冠修復材としてのグラスアイオノマーセメントの特徴（コンポジットレジンとの比較）** ■

〈長所〉
- コンポジットレジンのように前処理は必要としない。
- 操作性が良い。

〈短所〉
- コンポジットレジンほど機械的強度はない。
- コンポジットレジンほどシェード（歯の色味）はない。
- セメントであるため、水分に弱い。

取り扱い（図14）

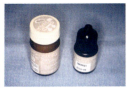
グラスアイオノマーセメントの準備。

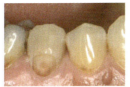
術前。

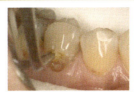
コンディショナーを塗布。水洗して乾燥させる。

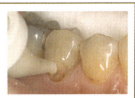
グラスアイオノマーセメントを練和し、填入する。

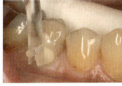
（サービカル）マトリックスを歯頸部に圧接する。圧をかけた状態で硬化させる。

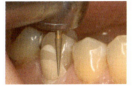
形態修正、研磨。

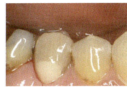
終了。

図14 グライアイオノマーセメント充填（臨床例）

4 アマルガム

アマルガムとは水銀と他の金属の合金の総称である（表5）。

現在、**水銀汚染**などの問題で日本ではほとんど利用されていないが、操作性の良さから100年以上臨床の場で使用されてきた。そのため、**患者の口腔内にはアマルガム修復物がまだまだ存在**しており、その特徴は知っておかなければらない。

表5 歯科用アマルガム合金の組成

銀	40％以上
スズ	32％以下
銅	30％以下
亜鉛	2％以下
水銀	3％以下

硬化反応

通常、アマルガム用合金粉末と液体の水銀を練和することによってアマルガム硬化体を生成する。この反応を**アマルガムメーション**という。これは粉末中のγ相と液体の水銀が反応して、新しい固相をつくる反応である。

Memo

アマルガムは硬化すれば水銀問題は皆無に近い。

利点、欠点

①合金粉末と水銀を練和した練和泥を窩洞に充填するという**操作性の良さが利点**である（図15）。

②アマルガムの硬化体は**共晶合金粉が混合された状態**である。

③**接着性はない。**

④機械的強度は24時間後に最大となるため、**研磨は翌日に行う**（図15）。

⑤硬化体の圧縮強さは4,000kg/cm² 以上で咬合圧に耐えうるが、**引張強さが低いため辺縁破折が起こりやすい。**

⑥アマルガムの主成分は銀であるため、表面に硫化物被膜を生成して**黒色化**する。

⑦アマルガム硬化体はそれぞれ電位の異なる各相で構成されているため、プラークや軟組織で覆われると、各相間で局所電池を形成し（**ガルバニーショック**）、腐食しやすい。

⑧熱膨張係数は象牙質の約 2.5 倍である。口腔内の温度変化により辺縁の微小漏洩が起こりうる。

⑨**余剰の遊離水銀**により水銀蒸気が発生するため、**診療室の換気、排水処理に配慮する必要が**ある。

⑩辺縁漏洩が起こると、二次う蝕の原因となる。

⑪アマルガムの硬化体は化学的に安定しており、**破損などの問題がなければ除去や再修復の必要はない。**

⑫金属修復物なので、歴史的にも安定している高齢者の臨床例も多い。

■ 取り扱い（図 15） ■

現在、アマルガム用合金粉末と液体の水銀が 1 つのカプセルに入っている。カプセルを回転させ混和させてから、**アマルガムミキサー**で練和することにより練和泥ができあがる。この練和泥を窩洞に充塡する際に、**余剰の遊離水銀を取り除きながら加圧**していく。

〈アマルガム充塡の手順〉

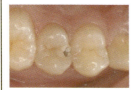
術前。近心にう蝕がある。

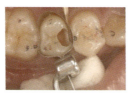
マトリックスバンドを処置歯に巻き、ウェッジを歯頸部に挿入する。歯とバンドの間に間隙がないことを確認する。

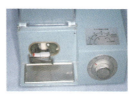
アマルガムミキサーにカプセルをセットし、練和する。

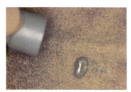
アマルガムミキサーで練和されたアマルガム。

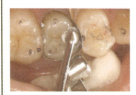
圧接して、余剰水銀を取る。浮いてきた余剰水銀をバキュームで吸う。

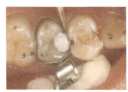
5 分間硬化を待つ。

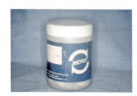
未使用分と余剰分は専用の容器に回収する。医療廃棄物として出す。

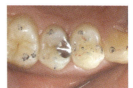
24 時間後に研磨。バイト確認し、終了。

図 15　アマルガム充塡の手順（臨床例）

〈注〉
2013年1月「水銀に関する水俣条約」が採択され、水銀含有廃棄物の適正処理が義務づけられた。 環境省 水俣条約

〈歯科用アマルガムの今後は？〉

水俣条約は歯科用アマルガムの使用そのものを禁止するものではないが、日本歯科医師会より歯科用アマルガムの廃絶に取り組んでいく旨の見解が出されている。そのなかで、口腔内に填塞された歯科用アマルガムについて、これまで理工学的性質に優れた修復材料と考えられており、安定していることから、う蝕の再発などが確認されない限り原則として除去すべきでないとされている。

Memo

アマルガムは、以前は日本でも製造・販売されていたが、現在わが国では生産されていない。
アマルガムの強度が最大になるのは24時間後なので、研磨は翌日以降に行う。

〈MI（Minimal Intervention）とは〉

- 2002年にFDI（国際歯科連盟）により提唱され、「最小の介入」と訳されている。近年の接着技法（接着システム）の進歩により、接着力が向上し、従来に比べ、削除量が少なくても修復物が外れにくくなった。
- これにより、従来の「**予防的拡大**」から「**必要最小限度の歯質切削**」へと、少ない削除量で最大の効果を上げることが可能となった。
- MIを実現するにはう蝕予防が第一である。
  ①食生活習慣
  ②正しいブラッシング
  ③フッ化物の局所応用
が有効であり、これも歯科衛生士の大きな役割の一つである

MIの提言は、2016年にFDIにより改訂され、MID：Minimal Intervention Dentistryとなり、基本的な考え方は以下の6項目となる。
　①早期にう蝕病変を発見し、う蝕リスクと活動性を評価する
　②エナメル質および象牙質の脱灰病変の再石灰化を図る
　③健全歯質を最大限に保存する
　④各個人に最適なメンテナンスを実施する
　⑤歯の寿命を考慮して、修復処置による介入を最小限にとどめる
　⑥欠陥のある修復物は、再修復よりも補修修復を行う
このMIDのコンセプトには接着技術が深く関係している。

＊FDIのホームページ
https://www.fdiworlddental.org/minimal-intervention-dentistry-mid-managing-dental-caries

2 歯科材料・薬剤の取り扱い

 象牙質の接着は化学的か？　機械的か？

象牙質接着のイメージは、水を張ったバケツにタオルをつけ、そのまま凍らせて、タオルとバケツが一体化したようなものである。このとき、水とタオルのなじみの良し悪しを決定するのはタオル表面の化学的性質であり、凍って一塊りとなったタオルと水は機械的にくっついている。というわけで象牙質の接着は化学的でもあり、機械的でもあるといえるのである。

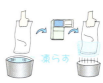

5. 仮封材

要点

1. **仮封**とは一時的に仮の材料を充塡することであり、その材料を**仮封材**という。
2. 用途は、根管治療時、窩洞形成後、実質欠損部の応急処置などである。
3. 仮封材により、封鎖性および除去の容易さは異なる。
4. 治療の目的により種類および仮封方法（単一・二重・穿通）を選択する。
5. ①**テンポラリーストッピング**、②**セメント系仮封材**、③**水硬性仮封材**、④**仮封用軟質レジン**がある。

1 概要（図1）

単一仮封	二重仮封	穿通仮封（weiser仮封）
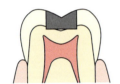	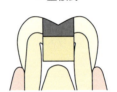	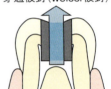
インレー窩洞などの封鎖法である。近年は除去しやすい仮封用軟質レジンを用いることが多い。	辺縁封鎖性と操作性を両立させた仮封法。テンポラリーストッピングの上に封鎖性の良い材料を用いる。根管治療で最もよく用いられる方法である。	急性化膿性炎の場合、封鎖性の高い仮封材を髄腔に設置する。排膿や、ガス排出が必要な場合に用いる。
よく用いられる材料		
●仮封用軟質レジン ●水硬性仮封材 ●酸化亜鉛ユージノールセメント（歯髄鎮静時）	●水硬性仮封材 　＋テンポラリーストッピング ●ポリカルボキシレートセメント 　＋テンポラリーストッピング	●水硬性仮封材 ●酸化亜鉛ユージノールセメント ●テンポラリーストッピング

図1　仮封方法とよく用いられる材料

2 種類と分類、用途（表1）

表1　仮封材の種類と使用目的

種類	目的	特徴	操作性	使用頻度
テンポラリーストッピング	・根管治療時の二重仮封	・封鎖性はきわめて低い ・機械的強度が低い	・充填容易 ・除去容易	多い
酸化亜鉛ユージノールセメント	・根管治療時の二重仮封 ・歯髄鎮静を目的としたう窩の仮封	・封鎖性は高い	・粉液の練和必要 ・除去困難	少ない
リン酸亜鉛セメント	・根管治療時の仮封	・封鎖性は高い ・機械的強度が高い	・粉液の練和必要 ・除去困難	稀
ポリカルボキシレートセメント	・根管治療時の二重仮封	・封鎖性は高い ・歯質接着性あり	・粉液の練和必要 ・除去困難	少ない
水硬性仮封材	・根管治療時の仮封	・封鎖性は良好	・充填容易 ・比較的除去困難	多い
仮封用軟質レジン	・インレー窩洞形成後の仮封	・封鎖性はおおむね良好 ・軟性を保つ	・充填容易 ・除去容易	多い

3 取り扱いの注意点（図2）

所要性質
①除去が容易
②窩壁に密着性があり、唾液やバクテリアが侵入できない
③変質しにくい
④熱を伝えにくい
⑤生体為害性がない

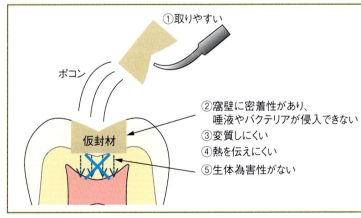

図2　仮封材の所要性質

各種の仮封材

1 テンポラリーストッピング（図3）

■ 特徴 ■

- テンポラリーストッピングは使用頻度の高い仮封材である。
- 組成は、酸化亜鉛、ガッタパーチャ、ワックス、蜜ろうからなる。
- **熱可塑性**があり粘着性もあるが、歯質との接着性はなく、封鎖性は劣る。
- 操作性は良いが、硬化時強度は他の仮封材より劣るため、他の仮封材との**二重仮封**に使われることが多い。

〈取り扱いの注意点〉　　　　　　　　　　　　　　　　　➡ 第3章 p.118 参照

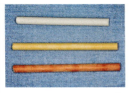
テンポラリーストッピング。赤・白・黄色の3種類があるが、組成は同じである。

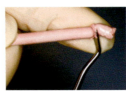
テンポラリーストッピングの先端をバーナーで加熱し、軟化したら、充填器で先端を切り取る。

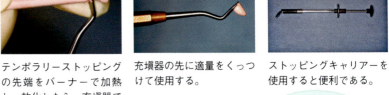
充填器の先に適量をくっつけて使用する。

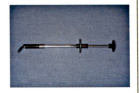
ストッピングキャリアーを使用すると便利である。

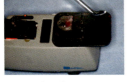
ストッピングキャリアーの先端部を加熱する。先端のみを加熱すること。

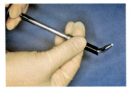
加熱しストッピングが軟化したら、口腔内で火傷を防ぐためにスライドを下げる。

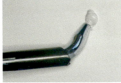
軟化したストッピングを塡入する。

熱を加えるため、取り扱いは細心の注意が必要。

根管治療時の仮封には、辺縁封鎖性の低いストッピング単独では行わない。

〈使用例〉

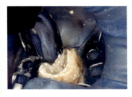
ストッピングキャリアーを加熱し、ストッピングを塡入する。

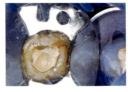
窩底部のみストッピングを塡入し、上部はセメントのスペースを残す。

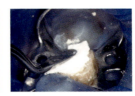
セメントを練和し仮封する。

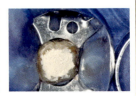
二重仮封完了。

図3　二重仮封の手順（テンポラリーストッピング＋セメント）

2 セメント系仮封材

（1）酸化亜鉛ユージノールセメント（図4）
第2章3参照

- 組成は合着用酸化亜鉛ユージノールセメントとほぼ同様である。
- 他の仮封用セメントと比較して**強度が大きい**ため、**除去が困難**である。

■ 酸化亜鉛ユージノールセメントの使用目的 ■

以下の9つが考えられるが、現在、臨床の場で用いられるのは①、⑥、⑨である。

①**歯髄鎮痛・鎮静**、②直接歯髄覆髄、③間接歯髄覆髄、④生活歯髄切断
⑤根管充填、⑥**仮封**、⑦歯周パック、⑧印象採得、⑨**仮着**

- 封鎖性を要する根管治療時のテンポラリーストッピングとの**二重仮封**に使用されることが多かったが、近年、水硬性仮封材の物性が向上したため、ユージノールがもつ**歯髄鎮静効果**を期待するケースにしか使用されなくなってきている。

〈酸化亜鉛ユージノールセメント〉

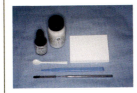
紙練板を使用する。スパチュラは金属でもプラスチックでもよい。

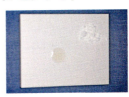
粉と液を練板上に採取する。

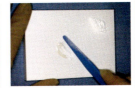
酸化亜鉛ユージノールセメントは決まった粉液比はなく、用途に応じて稠度を調節する。必要に応じて粉を途中で追加してもよい。

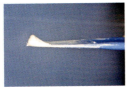
仮封に使用する場合は口腔内での硬化時間を短くするため、やや硬めに練和したほうがよい。

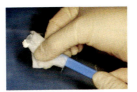
スパチュラはすばやくアルコール綿で拭き取る。

図4　酸化亜鉛ユージノールセメントの手順

（2）リン酸亜鉛セメント

- 組成は合着用リン酸亜鉛セメントとほぼ同様である。
- 機械的性質が良好で封鎖性にも優れているが、**除去が困難**なため、主に窩洞内や根管内に薬物を封入するときに使用したり、咬合力が強い患者に対して使用することが多い。
- しかし、近年、ポリカルボキシレートセメントやグラスアイオノマーセメントの台頭により姿を消しつつある。

> **Memo**
> 合着用リン酸亜鉛セメントについては第2章 3.合着・接着材を参照。

（3）ポリカルボキシレートセメント

- 組成は合着用ポリカルボキシレートセメントとほぼ同様である。
- **歯質接着性**を有するため、単一仮封、二重仮封など、用途を問わずに使用されている。
- インレー形成後の裏層に使用される。

3 水硬性仮封材（図5）

- 仮封用セメントのなかでは**根管治療時**に**多用**される仮封材である。
- 組成は、硫酸マグネシウムと酸化亜鉛の油性パテ状練和物である。
- **水分に触れると硬化反応が進行する。**
- 操作性、封鎖性は良好で**歯髄刺激がない**。
- 歯質接着性はないが、直接窩洞に詰めると**除去しにくい**。そのため、**根管治療時の二重仮封**に用いられることが多い。
- **パテ状**で市販されており、操作性は良好なため水硬性仮封材の使用頻度は高い。ただし、**臨床的強度に達するまで3日**ほどかかるので、脱落や破壊するおそれがあることを患者に説明しておく。

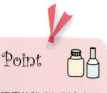

> **Point**
> 臨床的強度に耐えうるまで3日くらいかかるので、患者に説明しておく必要がある。

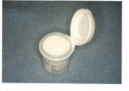
水硬性仮封材（キャビトン）。

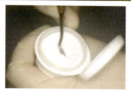
パテ状の仮封材を充填器で採取する。

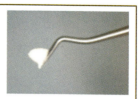
充填器の先に適量をくっつけると使用しやすい。

〈使用例〉

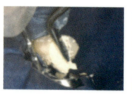
充填器の先につけた水硬性仮封材を圧接する。

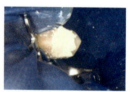
完成。辺縁が密封されていることを確認する。

図5 水硬性仮封材の手順

4 仮封用軟質レジン（図6）

■ 特徴 ■
・操作性は容易であり、**辺縁封鎖性**はおおむね良好であるため、**近年、最も使用頻度の高い**仮封材である。
・完全には硬化せず、ほど良い軟性を保つ。
・窩壁との封鎖性は高いにもかかわらず**除去は容易**である（図6）。

■ 分類 ■

→ 第3章 p.117 参照

現在、仮封用軟質レジンには次の2種類がある。
1．**粉液タイプの化学重合型（常温重合型）**
　組成：メチルメタクリレート、ポリメチルメタクリレート、過酸化ベンゾイル、第3級アミン、球状フィラー
2．**1ペーストの光重合型**
　組成：ウレタンジメチルメタクリレート、フィラー、カンファーキノン

〈使用例〉

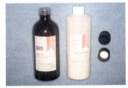
仮封用軟質レジン（ポリシール）。

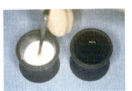
粉末と液をラバーカップに取り、筆積み法で採取する。

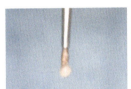
粉を多めに取ったほうが仮封がしやすい。

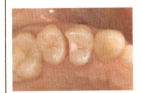
インレーの印象を行い、次回修復物が入るまで仮封を行う。

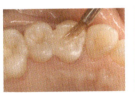
筆積み法で採取した仮封用軟質レジンを窩洞に塡入する。

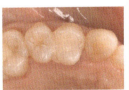
窩洞が完全に封鎖されていることを確認する。隙間があると、術後疼痛の原因となるので注意する。咬合の確認をする。

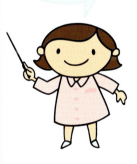
咬合の確認を必ず行うこと！

図6　仮着用軟質レジンの手順

（1）仮封用光重合型軟質レジン（図7）

・光で硬化するために、操作は容易である。

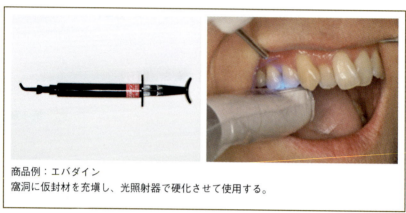

商品例：エバダイン
窩洞に仮封材を充填し、光照射器で硬化させて使用する。

図7　仮封用光重合型軟質レジン

仮着材

■　仮着用セメントについて　■

　暫間被覆冠（プロビジョナルレストレーション）や固定性補綴装置を一定期間支台歯に装着する際の合着材をいう。
　ある程度の耐久性と、不要となったときに容易に撤去できる適度な合着力を要する。

表2　代表的な仮着用セメント

分類	代表的製品名
ユージノール系	・仮着用ネオダインT ・ユージノールセメント　など
非ユージノール系	・テンポラリーセメント ・ノージノールセメント ・フリージノールテンポラリーパック 　など
カルボン酸系 　カルボキシレート系 　グラスアイオノマー系	・ハイ-ボンド テンポラリーセメント ・フジTEMP
レジン系	テンプボンドクリア

ハイ-ボンド テンポラリーセメント（ソフト）

フジTEMP

図8　仮着用セメントの商品例

1 暫間被覆冠（プロビジョナルレストレーション）仮着（図9）

→ 第3章 p.148 参照

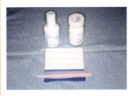
プラスチックスパチュラと紙練板を使用する。

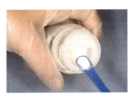
計量スプーンで正確な量の粉を取る。ボトルについている蓋ですり切って、過不足なく取ること。

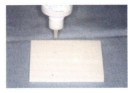
ボトルを垂直に立てて1滴ずつ計量する。

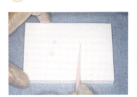
粉の半分を練和する。粉を一度に練和すると、均一に練和できない。

〈使用例〉

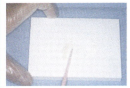
粉が飛び散らないように、粉を中央に集めるように練和する。半分が練和できたら、残りの半分の粉を追加して練和する。

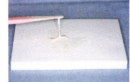
練和終了。糸を引くぐらいの稠度を目安とする。

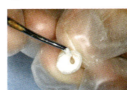
仮着セメント填入。暫間被覆冠内面に1層塗布する。厚くなりすぎると暫間被覆冠が浮く原因となる。

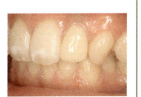
圧接・余剰セメントの除去を行い仮着完了（詳細はp.150参照）。

図9 暫間被覆冠（プロビジョナルレストレーション）仮着の手順（臨床例）

■ **暫間被覆材について** ■

暫間被覆材には、既製のものと各個調整のものがあり、材質はレジン製のものと金属製のものがある。

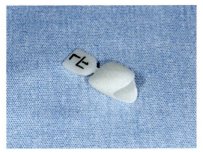
図10 暫間用レジン人工歯

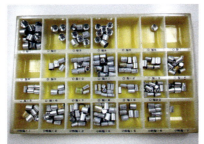
図11 テンポラリーキャップ
既製金属製。簡易であるため辺縁適合性は望めない。乳歯冠（p.154）と同様の作製方法。

2 歯科材料・薬剤の取り扱い

6. 新しい歯科材料・他の歯科治療用材料

1 インプラント

要点

1. インプラントとは骨内に人工物を埋入し欠損補綴を行う処置である。
2. 現在、インプラント体（フィクスチャー）には主にチタンが使用されている。
3. インプラント体と骨との結合をオッセオインテグレーションと呼ぶ。
4. インプラントの術式は一回法と二回法の2つに大別される
5. 術前、術後の口腔ケアは歯科衛生士の大きな役割の一つである。

1 概要（図1）

（1）はじめに

- **インプラント**は「**人工歯根**」とも呼ばれ、欠損部の骨内に人工物を埋入し、補綴を行う処置である。義歯やブリッジと比較して**違和感が少ない**ということや、**隣在歯を削らなくてもよい**というメリットがあるため、近年広く行われるようになってきている。
- インプラントは、骨内に埋入される**インプラント体（フィクスチャー）**部と、支台の部分の**アバットメント**部からなっている（図1）。
- インプラントの材料として広く使用されているのは、チタンである。埋入されたインプラント体の**チタンはタンパク多糖複合体を介して骨と接合している**。この結合様式を**オッセオインテグレーション**と呼ぶ。
- インプラントの歴史は古く、時代の流れとともにその材料の開発には目をみはるものがある。アルミナ単結晶からハイドロキシアパタイトを経て、現在、そのほとんどがチタン製のインプラントである。

Memo
近年、審美性からジルコニアのインプラント体も登場した。

チタンの特徴（表1）

基材	純チタン（99%以上）と強度を上げたチタン合金を使用。
利点	生体親和性と金属としての力学的強度の高さ。
骨との結合	・チタンと骨との結合をオッセオインテグレーションと呼ぶ。 ・チタン周囲には酸化被膜が形成されている。 ・骨とチタンの間にはプロテオグリカンという非コラーゲン性タンパクが一層存在する。
注意点	・酸性下でフッ素イオンが存在すると耐蝕性が著しく低下するので、フッ化物局所応用時には注意を要する。

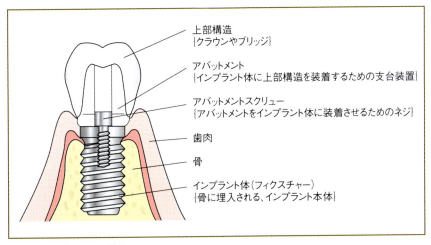

図1　インプラントの構造

（2）感染について

インプラント治療は、骨に窩洞を形成し人工物を埋入するという**大きな外科的侵襲**を伴う手術であるため、全身状態の把握や感染などに十分に注意しなければならない。

■ **注意事項** ■

・全身疾患の**スクリーニング***を行う。
・手術前日までに、う蝕治療、歯周基本治療などの歯科処置を終えておく。
・術前に口腔清掃を行い、口腔内全体を消毒する。
・術中、全身状態の**モニタリング***を行う（図2）。
・感染を防ぐために、**外科器具の滅菌、準備**には万全の注意を払う。
・骨に埋入されるインプラント体部は、感染を防ぐために絶対に直接触らないこと。
・手術後もインプラント周囲組織の感染を防ぐために**口腔ケア**は怠らないこと。
・**メインテナンス**では、超音波スケーラーや金属製のスケーラーはインプラント体を傷つけるので使用しない。インプラント用のスケーラー・超音波スケーラーチップでスケーリングを行う。

➡ 第3章 p.180 参照

スクリーニング、モニタリング
➡ 巻末用語集 参照

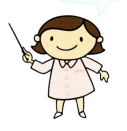

術前・術後の口腔ケアを怠らないこと！

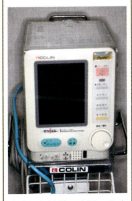

術中は心拍数・血圧・血中酸素飽和度・心電図をモニターし、全身状態の管理を行う（DENTAL Crystal）。

図2　全身モニタリング用の生体情報モニタ

2　歯科材料・薬剤の取り扱い

2 種類

インプラントの術式には大きく分けて**一回法**と**二回法**があり、症例に応じて適宜使い分けられている（図3）。

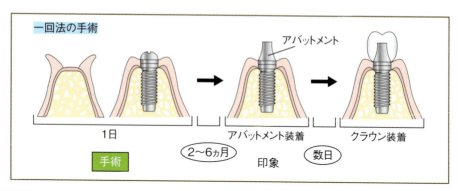

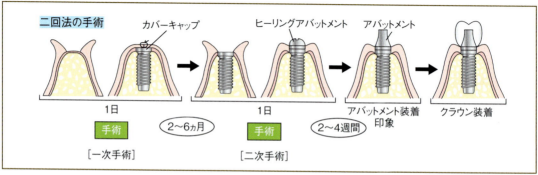

図3　一回法と二回法

3 術式（二回法）

①診査・診断・治療計画
②一次手術
　↓（2〜6ヵ月）
③二次手術
　↓（2〜4週）
④アバットメント装着
⑤プロビジョナルレストレーション装着
⑥クラウン印象
⑦クラウン装着
⑧メインテナンス
＊②〜④については第3章参照

🔜 第3章 p.186 参照

2 ホワイトニング

> **要点**
>
> 1. ホワイトニングとは変色歯（**外因性、内因性**）を漂白する処置である。
> 2. 無髄歯の漂白には**ウォーキングブリーチ**、生活歯の漂白には**オフィスブリーチング**と**ホームブリーチング**が用いられる。
> 3. 漂白剤の主体は**過酸化水素**である。
> 4. ホワイトニング後の色調を長期維持することは難しく、**後戻り**が生じるため、メインテナンスは欠かせない。

1 概要

（1）はじめに

・**ホワイトニング**とは変色歯を漂白する処置であり、近年、審美性の要求の高まりとともにますます重要視されるようになってきている。

・**歯の変色**の原因としては、以下のように大別される（**表1**）。

①**外来の沈着物**が歯に付着するもの（**外因性**）

②**歯の内部**の変色によるもの（**内因性**）

外因性のものは清掃などで原因を除去することにより改善される。内因性のものに対してはホワイトニングが有効である。

表1　変色歯の原因

外因性	内因性
・歯表面の色素沈着 ・う蝕 ・修復物由来の着色 　（アマルガム、コンポジットレジン）	・加齢 ・歯髄の病変 ・薬物（テトラサイクリン歯） ・歯の形成不全 　（打撲、歯のフッ素症　など）

2 種類と分類、用途

ホワイトニングの方法は、以下の3種類である。

①**ウォーキングブリーチ**

②**オフィスブリーチング**

③**ホームブリーチング**

漂白する歯の状態によって、各方法の適応、特徴を考慮したうえで治療法を選択する（**表2**）。

表2　ホワイトニングの特徴

	ウォーキングブリーチ	オフィスブリーチング	ホームブリーチング
方法	髄腔内に漂白剤を充填	歯科医院にて漂白剤を塗布	家庭にてカスタムトレーと漂白剤を使用
適応	無髄歯	生活歯と失活歯	生活歯と失活歯
対象歯	1歯	全顎（任意）	全顎（任意）
漂白時間	24時間（1〜2ヵ月）	1時間以内（1〜数回）	数時間（週4〜7日）
期間	短期間	短期間	長期間
薬剤濃度	高濃度	高濃度	低濃度
使用薬剤	過酸化水素 過ホウ酸ナトリウム	主に過酸化水素	主に過酸化尿素

3 ホワイトニングのメカニズム

■ メカニズム ■

・漂白剤には多くの種類があるが、基本的には**過酸化水素**を主体としている。

・過酸化水素は**光、熱、pH**などの作用によって分解され、OHラジカルやHO_2ラジカルが生成される。これらの**ラジカル**は反応性が高く、着色の原因である**有機質を分解**し、無色化する（図1）。

・生活歯のホワイトニングのメカニズムは完全には解明されていないが、以下の作用が考えられる（図2）。

①漂白剤から生成されたフリーラジカル*がエナメル質と象牙質に浸透し、着色の原因である有機質を分解する。

②漂白剤がエナメル質の表面を脱灰し、内部の色を隠す（**マスキング**）。

フリーラジカル
🟣 巻末用語集 参照

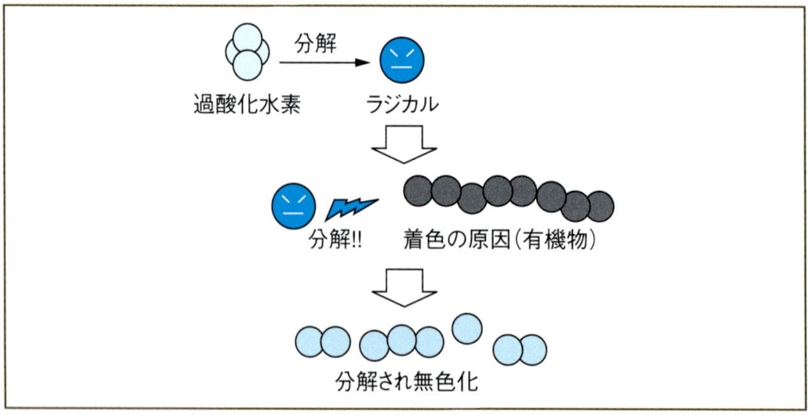

図1　ラジカル

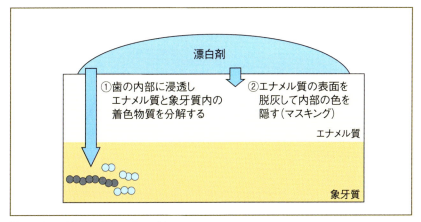

図2 ホワイトニングのメカニズム

4 ホワイトニングの注意点

- ホワイトニング処置が終わり、満足する色調を得ることができたとしても、その色調を長期に維持していくことは難しく、**後戻り**が生じる。
- 後戻りが生じた場合、**再ホワイトニングが必要である**ことをあらかじめ患者に知らせておく必要がある。
- 生活歯のホワイトニングの場合、**知覚過敏**が生じることがある。
- ホワイトニングに伴う知覚過敏の防止のため、術後に**フッ化物塗布**を行う。

失活歯のホワイトニング（図3、4）

1 ウォーキングブリーチ

■ 特徴 ■　　　　　　　　　　　　　　　　　→ 第3章 p.190 参照

- 院内で行う**根管治療に伴う**ホワイトニングである。
- 失活歯は、抜髄時に歯髄の一部が髄腔内に取り残されることにより、変色する（図3）。
- **30〜35％過酸化水素水**と**過ホウ酸ナトリウム**を使用する。
- **劇薬**で目や粘膜、皮膚に触れると損傷を受けるため、取り扱いには十分に注意する。
- 薬剤が根尖に浸透しないよう術前にエックス線検査を行い、緊密に根管充填されていることを確認する。

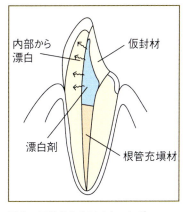

図3 無髄歯のホワイトニング

■ 術式 ■
①器材の準備
②ラバーダム防湿
③髄腔の拡大
④漂白剤の混和・充填
⑤仮封
⑥1週間後に再来院してもらい、薬剤の交換を行う
⑦ ①～⑥を繰り返し、効果が確認できたら終了

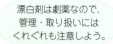
漂白剤は劇薬なので、管理・取り扱いにはくれぐれも注意しよう。

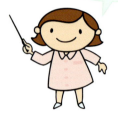

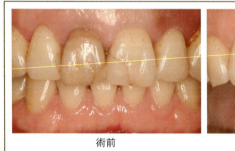
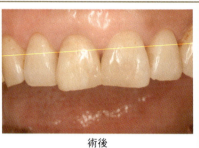

術前　　　術後

図4　失活歯のホワイトニング（術前・術後）

生活歯のホワイトニング（図5）

1 オフィスブリーチング

■ 特徴 ■
・**歯科医院で行う**ホワイトニングである。
・主に**過酸化水素**を使用する。
・漂白剤を塗布した後、**光**や**レーザー**などを照射して漂白剤を活性化させる。
・**劇薬**で目や粘膜、皮膚に触れると損傷を受けるため、取り扱いには十分に注意する。

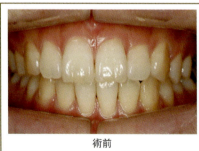
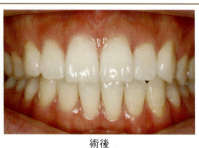

術前　　　術後

図5　生活歯のホワイトニング（術前・術後）

■ 術式　　　　　　　　　　　　　　　　　　⮕ 第3章 p.188 参照
①歯面清掃
②歯肉の保護
③漂白剤の調合
④漂白剤の塗布
⑤光照射またはレーザー照射
⑥漂白剤の除去、水洗
⑦ ③〜⑥を繰り返す（2〜3回を限度とする）
⑧歯面研磨、フッ化物塗布

2 ホームブリーチング

■ 特徴　　　　　　　　　　　　　　　　　　⮕ 第3章 p.189 参照
- **患者自身**が**自宅**で行うホワイトニングである。
- 主に**過酸化尿素**を使用する。
- **カスタムトレー**を作製し、適量の漂白剤を入れ、装着する。
- 皮膚や粘膜への**刺激は弱い**。

■ 術式
①印象採得
②カスタムトレー作製
③歯面清掃
④患者指導
⑤自宅でのホワイトニング
⑥1〜2週間後に来院し、効果の確認
⑦歯面清掃、フッ化物塗布
⑧数ヵ月で効果が出たら終了

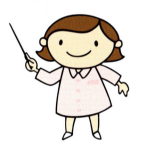

先に上顎のみ
ホワイトニングを行い、
色調の変化を
確認するとよい。

歯面研磨材

　研磨材は、歯の表面を傷つけることなく歯面の付着物を除去し、歯に生来の光沢を与えるものであり、歯磨剤の主要成分の一つとして一般に用いられている。最も多く用いられている原料がシリカ（モース硬度7）であり、ほかにも炭酸カルシウム（モース硬度3）、第二リン酸カルシウム（モース硬度3.5）、水酸化アルミニウム（モース硬度2.5）などの金属酸化物が用いられる。

　研磨性を示す指標として、Radioactive Dentin Abrasion（**RDA法**）を用いて数値化する方法が用いられている（**表3**）。この値が小さいということは、それだけ歯質に与えるダメージも少ないということである。荒研磨材から仕上げ研磨材に移るにつれ、それらの値は小さくなるといえる。

表3 研磨性の指標

RDA値	（研磨性）
0〜70	低
70〜100	中
100〜150	高
150〜250	非常に高い

 Memo

モース硬度とは、あるものを引っかいたときの傷の付きやすさのこと。試料表面を引っかき、傷の有無により測定する。

3 ファイバーポスト

要点

1. **ファイバーポスト**とは**レジン支台築造用**ポストとして使用される材料である。
2. **レジン**と**グラスファイバー**からなる複合材料である。
3. ファイバーポストを使用したレジン支台築造（直接法・間接法）には、**接着処理**が必須である。

1 概要（図1）

(1) はじめに

・**ファイバーポスト**とは、レジン支台築造用のポストとして使用される材料である。無髄歯の歯冠修復において、オールセラミッククラウンの支台築造として使用することで**金属を使用しない**処置として注目されている。

・無髄歯の歯冠修復処置の際、これまでは支台築造体として主にメタルコアが用いられてきたが、**歯根破折**や金属色による**審美性の問題**などが生じることがあり、コンポジットレジンによるレジン支台築造が行われるようになった（図1）。その際、**コンポジットレジンの強度を補強**するために、近年登場したのがファイバーポストである。

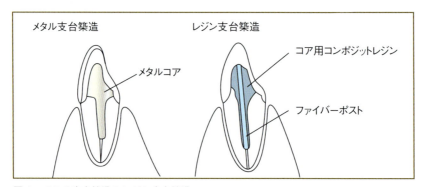

図1　メタル支台築造とレジン支台築造

2 構造

　ファイバーポストは、**レジンを基材**として**多数のグラスファイバー**を束ねたものであり、コンポジットレジンと同様に**複合材料**である（図2）。

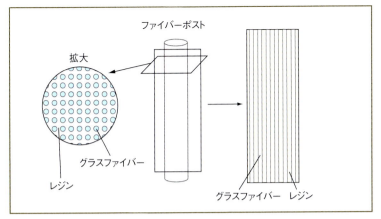

図2　ファイバーポストの構造

■ **ファイバーポストを使用したレジン支台築造の利点（図3）** ■
・金属色をなくすことができるため、メタル支台築造と比較して、**審美性**に優れている。
・弾性率が象牙質と近似しており、**応力集中による歯根破折を防止**できる。
・アンダーカットを除去する必要がないため、**歯質の削除量を少なく**できる。
・直接法で支台築造を行う場合は、**来院回数を少なく**できる。

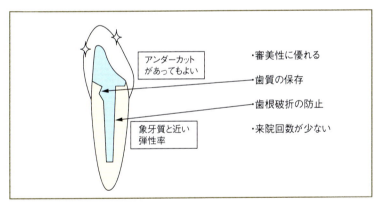

図3　ファイバーポストの利点

3 取り扱いの注意点

　ファイバーポストを用いたレジン支台築造は、主に**ポスト部と象牙質との接着力**で維持されている。そのため、治療を成功させるためには、
　①ファイバーポストと築造用コンポジットレジンの接着
　②築造用コンポジットレジンと残存歯質の接着
の2つが重要である。そのため、ファイバーポストの表面には**シラン処理**を行い、残存歯質には**接着処置**を行う必要がある（図4）。

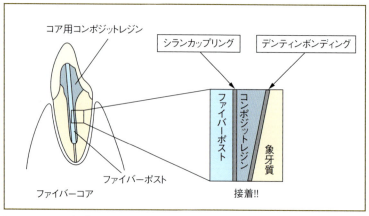

図4　ポストの接着

■ 直接法と間接法（図5）■

レジン支台築造の方法は、以下の2つがある。
①口腔内で作製する**直接法**
②形成した支台歯を印象し、模型上でコアを作製する**間接法**

直接法で支台築造を行う場合は、ポスト底部までレジンを重合させるため、**デュアルキュア型**の築造用コンポジットレジンを使用する必要がある。

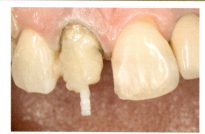
直接法：口腔内で直接レジンを築盛し、形成する。

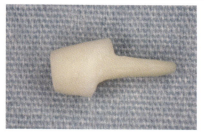
間接法：模型上でファイバーコアを作製し、口腔内に装着する。

図5　直接法と間接法

4 術式（直接法）

①術前診査
②ポスト孔形成
③ファイバーポストにシラン処理を行う
④エナメル質にはエッチング、象牙質にはクレンジング処理を行う
⑤ボンディング
⑥レジン支台築造
⑦ファイバーポスト挿入
⑧光照射
⑨形成・終了

→ 第3章 p.137 参照

4 セラミックインレー

要点

1. **セラミックス**とは非金属の無機材料の総称である。
2. **硬く**、**耐摩耗性**に優れ、天然歯の色調を再現でき**審美性**に優れた材料である。
3. 修復用セラミックスは「築盛（焼付）用セラミックス」「加熱加圧（プレス）用セラミックス」「CAD/CAM 用セラミックス」の 3 種類が中心である。

1 概要

セラミックスとは非金属の無機材料のことで（図 1）、その製造工程において**高温処理**を受けたものをいう。この処理のことを**焼結**と呼ぶが、焼結過程でその体積が 20％ ほど減少するため、作製には高い技術が要求される。

セラミックインレーは通常、**臼歯部の修復**に用いられる。

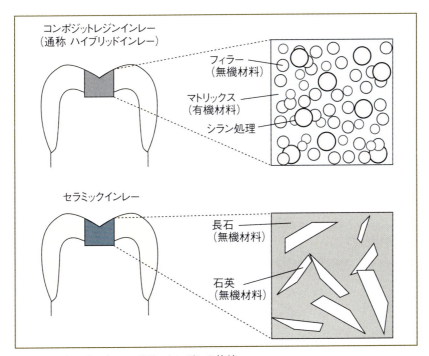

図 1　セラミックスとコンポジットレジンの比較

表1　陶材の主な成分とその役割

成分	(wt%)	化学式	役割
長石	80～90	K_2O、Al_2O_3、$6SiO_2$ Na_2O、Al_2O_3、$6SiO_2$	透明性の付与 石英、陶土を結合させる（焼結）
石英	10～15	SiO_2	陶材の強度を増す 透明性の低下
陶土	0～4	Al_2O_3、$2SiO_2$、$2H_2O$	築盛、形成を容易にする 強度を増す 光沢を増す 透明性の低下
フラックス		Na_2CO_3、K_2CO_3、$CaCO_3$、ホウ砂など	長石の融解温度を低下（焼成温度を下げる）
着色剤 （金属酸化物）		TiO_2、B_2O_3、MgO、CaO、FeO_3、ZrO_2 など	着色剤 熱膨張、粘度などの調節剤

2 セラミックスの形成 （図2）

この項では、築盛（焼成）用セラミックスについて記す。

セラミックスは、①**築盛**→②**コンデンス**→③**焼成**の手順を経て作製される（図2）。

①**築盛**

陶材粉末を水と混ぜてペースト状にし、筆やスパチュラなどを用いて盛り上げる操作のことをいう。築盛した陶材粉末は焼成したときに大きな収縮を示すため、**実際の大きさよりもやや大きく**築盛しなければならない。

②**コンデンス**

築盛した粉末をできるだけ密にするため、振動を加えることによって水分を表面に導き、出てきた水分を除きながら形態を整えていく操作をいう。気泡を少なくし、透明度や強度を高めるための重要な操作である。

③**焼成**

陶材の焼成は**真空焼成炉**で行う（図3）。近年、焼成温度はコンピュータ制御され、以前ほど難しくない。真空焼成することにより気泡が抜けて透明度が増し、良質な焼成体が得られる。

> **Memo**
> 「セラミックスの形成」について、最近の主流は2項目。加熱加圧（プレス）用セラミックスは、時間をかけて加熱し、軟化したセラミックス（二ケイ酸リチウムなど）を鋳型内に注入する。CAD/CAM用セラミックスは、大きく2つに分類されており、ブロックの形態で供給されるガラスセラミックスと、高密度焼結体であるジルコニアセラミックスである。近年、ジルコニアは強度が強く、色調も良くなってきたので臨床での使用が増えている。

〈セラミックスの形成〉

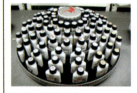

陶材。多くの色からシェードによって使い分ける。

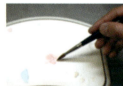

陶材をパレットに取り、専用液あるいは水で気泡が入らないように練和する。

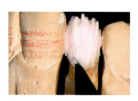

筆で陶材を築盛する。その後、振動を与え、粉末を密にしていく（コンデンス）。

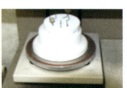

焼成炉にセットし、陶材を焼成する。

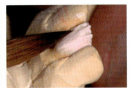
重ねて陶材を築盛し、焼成する。この操作を繰り返す。

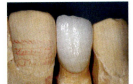
形態の完成。

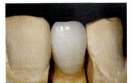
つや出しをして完成。

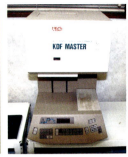
図3 真空焼成炉

図2 セラミックスの形成の手順

3 セラミックインレー修復の手順（図4）

セラミックインレーは耐火模型上で中・低温焼成陶材を直接築盛した後、焼成して作製される。

焼成体は成形修復材より優れた物性をもつものの、**焼成時の収縮**が大きいため、適合性、封鎖性の面においてはやや劣る。

また「硬いが脆い」というセラミックスの性質から、その理工学的強度を保つための窩洞形態および**接着性レジンセメントの物性**も十分考慮しなくてはならない。

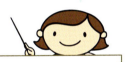
歯だけではなく補綴装置にも前処理を施すので、アシスタントの流れを十分把握することが必要

〈セラミックインレー修復〉

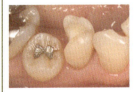
窩洞形成し、通法にしたがって印象採得、咬合採得を行う。

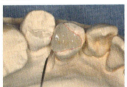
模型上でセラミックインレーを作製する。

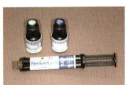
セラミックインレーのセットにはレジン系のセメントを使用する。

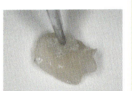
セラミックインレーの内面にシランカップリング剤を塗布する。

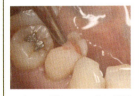
エナメル質にエッチング材を塗布し、20秒放置後、水洗、乾燥する。

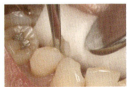
プライマーを薄く塗布する。

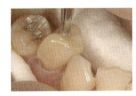
レジンセメントを練和し、浮き上がらないようしっかりと圧接する。

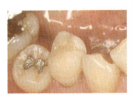
余剰セメントを除去し終了。

図4 セラミックインレー修復の手順

5 オールセラミッククラウン

要点

1. **オールセラミッククラウン**とはセラミックスのみで作製されるクラウンである。
2. ファイバーポストと併用することにより、**金属を使用しない歯冠修復処置**として近年注目されている。
3. フレームの作製方法の一つとして、CAD/CAMがある。

- **オールセラミッククラウン**とは、セラミックスのみで作製されるクラウンである。
- セラミックスは、大別すると、ガラスセラミックスか、ガラスを含有しないジルコニアなどの高密度焼結体の2種類である。
- セラミックスを用いてクラウンを作製する場合、セラミックス単体では強度が弱く破折などのトラブルが起こる。そのため、従来から金属で鋳造されたフレームの上にセラミックスを焼き付ける**陶材焼付鋳造冠（メタルボンドクラウン）（表1）** が用いられている。
- 近年、アルミナやジルコニアの加工技術が向上し、**高強度・高精度**のセラミックフレームを作製することが可能となり、金属を使用せずセラミックスのみでクラウンを作製できるようになった。
- さらに、**ファイバーポストと併用**することで、天然歯の色調に近い歯冠修復も可能となり、新しい審美治療として注目を集めている。

Memo

現在の主流は、ガラスセラミックスとしてニケイ酸リチウム（$LiO_2\cdot2SiO_2$）、ガラスを含有しない高密度焼結体としてジルコニア（ZrO_2）が用いられている。

 第2章 p.92 参照

表1 各種前装冠

オールセラミックス	陶材焼付鋳造冠（メタルボンドクラウン）	硬質レジン前装冠	ジャケット冠
アルミナやジルコニアでできたセラミックフレームの上に陶材を焼き付けたもの。審美性と強度の両立が図られた最新の治療である。	鋳造冠の上に陶材を焼き付けたもの。強度は高いが、オールセラミックスに比べ歯肉が黒くなるなど、審美性に若干劣る。	鋳造冠に硬質レジンを貼り付けたもの。セラミックスと比較し表面の経時的な劣化が著明である。プラスチックの食器と陶器の食器の経時的変化と似ている。	フレームをもたない硬質レジン（通称ハイブリッドレジン）あるいはセラミックスの冠。メタルボンドやオールセラミックスと比べて強度に劣る。

6 口腔内スキャナーでの光学印象

1 概要

　光学印象とは、歯科治療において患者の口腔内をデジタルイメージとして捉え、そのデータを基にして治療に必要な補綴装置（冠、ブリッジ、インレーなど）や矯正装置を作製するためのプロセスである。この技術は、従来の物理的な印象材を用いた方法に代わるもので、CAD/CAM（コンピュータ支援設計/コンピュータ支援製造）システムと組み合わせることで、より迅速かつ理論上はより正確な補綴装置の作製を可能にする。また、この技術は、アライナー型矯正装置の製造においても重要な役割を果たしている。なお、2024年6月より一部の補綴装置において光学スキャナーを用いた印象が保険適用となった。

> 第2章 p.101 参照

2 光学印象のメカニズム

　光学印象の取得プロセスは、特殊な口腔内スキャナー（IOS：Intra Oral Scanner）（図1）を用いて口腔内の3Dイメージ（図2）を採得することから始まる。このスキャナーは光を患者の歯や口腔粘膜に照射し、反射した光の情報を無数の点に変換し、点と点を線で結んでできた図形（ポリゴン）（図3）で対象物の詳細な3Dモデルを生成する。

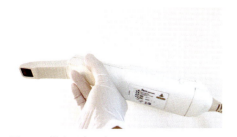

図1　口腔内スキャナー

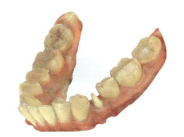

図2　光学印象

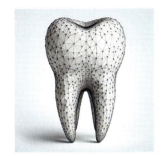

図3　ポリゴン

3 CAD/CAM冠とアライナー型矯正装置の製作プロセス

　光学印象から得られたデジタルデータは、CAD/CAMシステムに取り込まれ、CADソフトウェア上で患者に最適な補綴装置や矯正装置の設計が行われる。設計プロセスでは、補綴装置の形状、サイズ、咬合関係など、多くの要素が考慮される。またアライナー型矯正装置*の場合は、治療計画に基づき患者の歯を徐々に動かしていくための一連の透明なアライナー（図5）が設計される。CADによる設計が完了するとCAMにより補綴装置やアライナーは専用の機械で製造される。

アライナー型矯正装置
⇒巻末用語集 参照

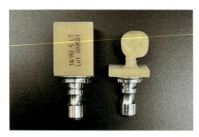

図4　CAD/CAM冠

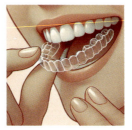

図5　アライナー

〈口腔内スキャナーの使用例〉

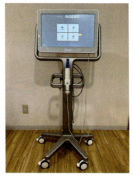
口腔内スキャナーに患者情報やスキャンする部位を入力する。

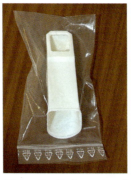
ディスポーザブルスリーブを装着する。

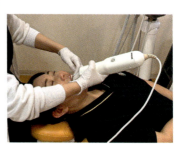
しっかりと口腔内を乾燥してからスキャンする。

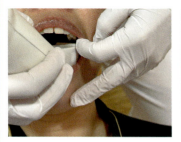
上下顎を個別にスキャンする。

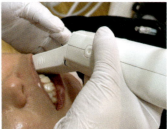
バイトをスキャンし、上下顎のデータをつなぎ合わせる。

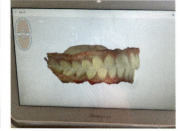
スキャンデータの完成。

図6　口腔内スキャナー使用の手順

7 CAD/CAM

1 概要

クラウンを作製する際、支台歯の形態などをスキャナーを使用してデータ化し、補綴装置の形態をコンピュータ上でデザインしたのち、加工装置を用いて作製したクラウンをCAD/CAM冠という。CAD/CAM冠は近年保険適用され、さらに注目を集めている（図1～3）。

CADとCAM

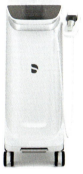

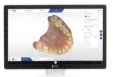

図1 CAD
模型を読み込む機械。コンピュータで模型を読み込み、設計する。

図2 CAM
補綴装置を作成する機械。CADで作成されたデータを基に補綴装置を作成する。

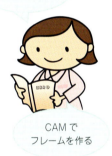
CADで作ったデータを使って
CAMでフレームを作る

- **CAD**（Computer Aided Design）とは、**コンピュータ支援設計**とも呼ばれ、コンピュータを用いて模型のスキャニングをすることや、クラウンの形態の設計をすることである。
- **CAM**（Computer Aided Manufacturing）とは**コンピュータ支援製造**とも呼ばれ、CADで作成されたデータを基に、コンピュータ制御された加工装置で補綴装置を作成するシステムである。

2 作製過程（図3）

①支台歯形成・印象（歯科医院）
②模型作製（技工所）
　コンピュータで模型をスキャニング、クラウン設計（技工所）
③コンピュータを用いて加工装置でフレーム作製
④クラウン完成・調整（技工所）
⑤口腔内装着（歯科医院）

Memo

CAD/CAM装置を診察室に設置し、院内で修復物を作製する方式を取り入れている歯科医院もある。

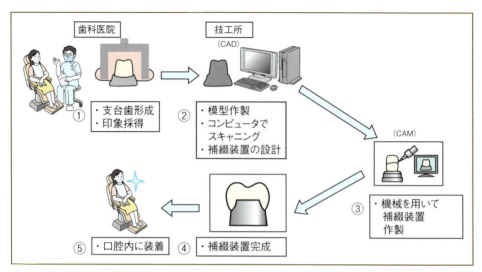

図3　CAD/CAM冠の作製過程

3 CAD/CAMによる補綴治療の手順（図4）

　CAD/CAMによる補綴装置の適合性は加工装置の進歩とともにかなり向上したが、従来の鋳造法で作製されたクラウンに比べるといま一歩である。また、保険適用のハイブリッドレジンブロックで作製されたCAD/CAM冠は機械的強度も弱いため、接着性レジンセメントの使用が必須である。

　さらに、口腔内装着時には、歯だけでなく補綴装置にも前処理を施すので、アシスタンスの流れを十分把握することが必要である。

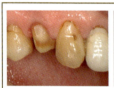
支台歯形成し、通法にしたがって印象採得を行う。

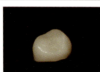
CAD/CAM冠。内面処理が必要である。

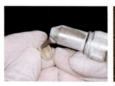
クラウン内面をサンドブラスト処理し、表面に微細な凹凸をつけ接着力を向上させる。

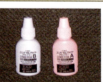
ポーセレンプライマー。

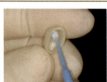
ハイブリッドレジンブロック内のセラミックフィラーに対しシラン処理を行う。

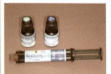
接着性レジンセメントを使用する。

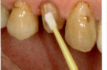
歯質に対し、プライマー処理を行う。

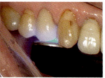
レジンセメントでセット後、光照射する。

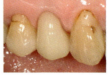
余剰セメントを除去し終了。

図4　CAD/CAM冠修復

8 歯科用金属材料

　歯科用金属材料は、インレー、クラウン、ブリッジ、金属義歯床、床維持装置などの歯冠修復物や補綴装置、ならびに矯正装置、インプラントに使用されている。ここでは、主に臨床で使用頻度の高い歯科用金属材料について述べる。

表1　歯科用金属の分類

貴金属	金（Au）、銀（Ag）、白金（Pt）、パラジウム（Pd）などを含む合金
非貴金属	コバルト（Co）、クロム（Cr）、チタン（Ti）などを含む合金

2020年6月より、純チタン2種がクラウン用歯科用金属として保険適用された。

金属の所要性質

①口腔機能の回復のために用いられることが多く、機械的強度に優れたものでなければならない。
②長期間使用するために、耐蝕性に優れたものでなければならない。
③口腔内で使用するために生体為害性のないことが重要である。
④加工性、鋳造性に優れたものでなければならない。
⑤歯冠修復用材料は、特徴を利用し、合金として使用されることが多い。

金属の種類と特徴

〈金の特徴〉
　・酸化、硫化が起こりにくく、耐酸性、耐アルカリ性に優れている。
　・為害性はきわめて少ない。

〈銀の特徴〉
　・金に次いで展延性が大きく、加工性は良好である。
　・硫化が大きく、黒変しやすい。

合金の特徴と用途

金合金：金の含有量によって type I〜IV がある。金の含有量が多いほうが軟らかい。用途によって幅広く使い分けされている。クラウン、インレー、ブリッジ、クラスプなどに用いられる。

銀合金：銀合金の代表は金銀パラジウム合金である。金12％以上、パラジウム20％以上、銀40％以上と規定されており、クラウン、インレー、ブリッジ、クラスプなどに用いられる。わが国で健康保険歯科材料として採用されている臨床上最も使用頻度の高い合金。
　そのほか、銀70％前後に銅や錫などを20％程度加えた、コアなどの単純形態に使用される銀合金もある。

コバルトクロム合金：用途は主に、義歯床、バー、クラスプ用。

その他の歯科用金属

　ステンレス鋼は、ワイヤークラスプ、矯正線などに用いられる。また、矯正用ワイヤーとしてコバルトクロム合金、ニッケルチタン合金がある。

2　歯科材料・薬剤の取り扱い

9 純チタン2種

1 概要

　チタンは、生体組織と親和性が高く、耐蝕性があり比重が軽い割に機械的強度が高い。また、金属疲労の起きにくい金属である。
　2020年6月1日より、大臼歯補綴に純チタン2種の鋳造による歯冠修復が保険適用された。

2 作製過程（鋳造時の注意点等）

　チタンは、化学的に活性で酸素と反応しやすく、表面に強固で安定なごく薄い酸化皮膜（不動態皮膜）に覆われているため、錆びにくい特徴を有する。反面、融点が高く、高温で非常に大きい活性を有し、酸素やリン、シリカと反応して鋳造欠陥などの原因となる。よって、アルゴンガス等の不活性ガス雰囲気下において反応しがたい鋳型材を使用して鋳造する必要がある（図1〜3）。

①支台歯形成・印象（歯科医院）
②模型製作
③ワックスアップ
④鋳型作製（ロストワックス法）
⑤鋳造→研磨→完成（研磨時は鋳造体が高温にならないように注意する）
⑥試適・咬合調整（歯科医院）
⑦口腔内装着（歯科医院）

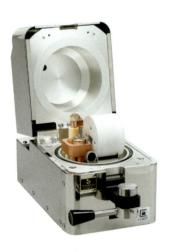

図1　チタン鋳造機
（シンビオンキャスト：ニッシン）

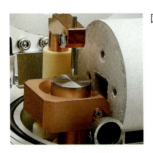

図2　アーク溶解・鋳型部分

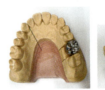

図3　純チタン2種で製作した全部鋳造冠

10 骨補塡材

　外傷、骨折もしくは歯周病その他の疾患により骨欠損を生じた場合、外科的骨再生術およびインプラント治療の際、欠損部に用いる材料を骨補塡材という。

　自家骨が最良の骨補塡材ではあるが、採取量には限界があるため、各種の人工材料が開発された。

　骨の再生には、現在のところ、**細胞、シグナル分子、スキャフォールド（足場）** の3要素が必要であるといわれている。現在、骨補塡材の位置づけは、スキャフォールドと考えられている。

骨補塡材の分類と成分（表1）

分類	成分
生体不活性材料	チタン、アルミナ、ジルコニア、ガラス状炭素など
生体活性材料	ハイドロキシアパタイト、α-TCP、β-TCP、バイオガラスなど（さらに非吸収性と吸収性に分類される）

骨補塡材の必要条件

①生体内に埋入しても、アレルギー反応や毒性を示さない。
②生体親和性に優れている。
③発がん性を示さない。
④抗原をつくらない。
⑤溶血反応を示さない。
⑥血栓を生成しない。
⑦著しい血液凝固が生じない。

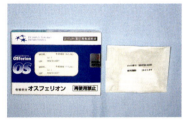

図1　オスフェリオン
（オリンパス テルモ バイオマテリアル）
β-TCP。多孔質の顆粒状の骨補塡材。

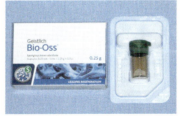

図2　Bio-Oss（デンタリード）
非吸収性ウシ骨由来ハイドロキシアパタイト。

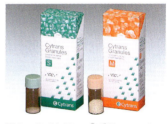

図3　サイトランス® グラニュール（ジーシー）
炭酸アパタイト。顆粒状の骨補塡材。

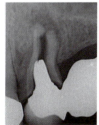 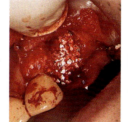 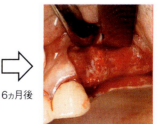

破折歯抜歯による骨欠損　　骨補塡材塡入（サイトランス® グラニュール）　　6ヵ月後　　骨様硬組織を認める

第2章　確認問題

解答は p.212

〔問題1〕化学反応で硬化する印象精度の優れた印象材はどれか。

- a. 石膏印象材
- b. コンパウンド
- c. アルジネート印象材
- d. 付加型シリコーンゴム印象材

〔問題2〕離液現象が生ずる印象材はどれか。2つ選べ。

- a. 寒天印象材
- b. アルジネート印象材
- c. 酸化亜鉛ユージノール印象材
- d. 付加型シリコーンゴム印象材

〔問題3〕印象材の説明で正しいのはどれか。

- a. アルジネート印象材の流動性は高く、精密印象に適している
- b. 寒天印象材は疎水性で流動性が高く、精密印象に適している
- c. 付加型シリコーンゴム印象材は寸法安定性が高く、弾性回復率もよい
- d. コンパウンドは操作時間が長くとれ、印象精度も高い

〔問題4〕石膏について正しいのはどれか。

- a. 水温を高くすると硬化は遅くなる
- b. 混水比を大きくすると硬化膨張は大きくなる
- c. 混水比を小さくすると圧縮強さは低くなる
- d. 練和回数を多くすると硬化は速くなる

〔問題5〕セメントの説明で正しいのはどれか。2つ選べ。

- a. リン酸亜鉛セメントの機械的嵌合力は小さい
- b. 接着性レジンセメントに唾液溶解性はない
- c. ポリカルボキシレートセメントは流動性に富む
- d. グラスアイオノマーセメントの熱膨張係数は歯質に近い

〔問題6〕接着性レジンセメントの特徴はどれか。

- a. 唾液溶解性がある
- b. 接着阻害因子の一つにプラークがある
- c. 操作性が容易である
- d. 歯面処理や金属面処理などの前処理は不要である

〔問題7〕コンポジットレジンの接着システムで正しいのはどれか。

- a. エナメルエッチングは、エナメル質を塩酸で表面処理することである
- b. デンティンクレンジングは、樹脂含浸層を除去し象牙質を表面処理することである
- c. プライミングは、象牙質の有機質を表面処理することである
- d. ボンディングは、コンポジットレジンのフィラーを含有するボンディング材を塗布することである

〔問題8〕根管治療時の仮封で正しいのはどれか。

- a. 仮封用軟質レジンを筆積み法で塡入する
- b. 排膿やガス排出目的の場合は穿通仮封を行う
- c. 二重仮封をする場合は下層に水硬性仮封材を用いる
- d. 咬合力を求める場合はテンポラリーストッピングを用いる

〔問題9〕歯科医院で実施する生活歯のホワイトニングで正しいのはどれか。

- a. ラバーダム防湿をする
- b. カスタムトレーを作製する
- c. 最後にフッ化物塗布を行う
- d. 漂白剤は主に過酸化尿素を使用する

〔問題10〕クラウンの支台歯形成後の光学印象と補綴治療で正しいのはどれか。2つ選べ。

- a. クラウンは CAD/CAM で作製する
- b. 上下顎を個別にスキャンし、バイトもスキャンする
- c. 口腔内は浸潤させて口腔内スキャナーでスキャンする
- d. 装着にはレジン添加型グラスアイオノマーセメントを使用する

第3章

使用の実際

3

使用の実際

I. 保存・歯内

1 前準備①（ラバーダム装着）

ココがポイント　保存修復処置や歯内療法において、唾液は接着阻害や細菌感染を引き起こす。ラバーダムを装着することで、唾液から隔離された状態で歯科治療を行うことができるため、その術式を熟知、習得する必要がある。

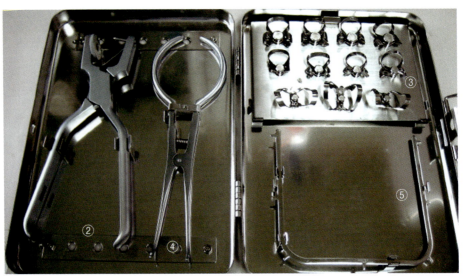

図 3-1　準備

使用材料ならびに使用器具

①ラバーダムシート（図 3-3）　②ラバーダムパンチ　③ラバーダムクランプ
④クランプフォーセップス　　⑤ラバーダムフレーム

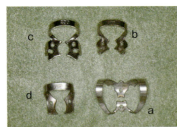

図 3-2　クランプの試適
歯のサイズに合ったクランプを決定する。
a. 前歯用　b. 小臼歯用　c. 大臼歯用
d. 無翼型

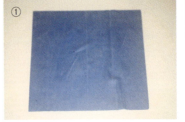

図 3-3　ラバーダムシート
シートは伸展性がある。

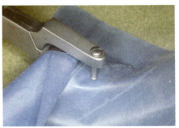

図 3-4　ラバーダムパンチ
ラバーダムパンチでシートに穴を開ける。

クランプフォーセップス

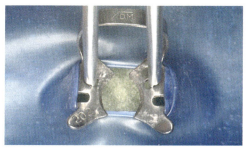

図 3-5 クランプフォーセップスの持ち方①
シートに開けた穴にクランプの翼を掛け、クランプフォーセップスで保持する。

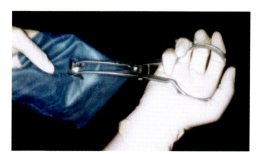

図 3-6 クランプフォーセップスの持ち方②
クランプフォーセップスは逆手で持つようにする。

装着

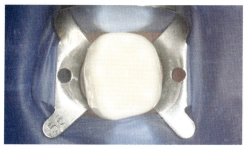

図 3-7 ラバーダム装着①
舌側にクランプが掛かったことを確認して、頬側に滑らせるようにクランプをかける。こうすることで、歯肉を挟むことを防止できる。

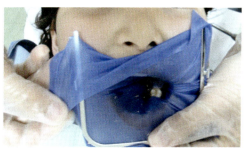

図 3-8 ラバーダム装着②
呼吸の確保のため、鼻にシートが掛からないようにする。

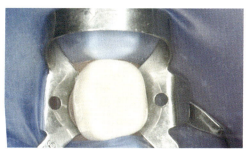

図 3-9 ラバーダム装着③
クランプの翼に引っ掛けたシートを充填器などで歯頸部側に外し、シートと歯頸部を密着させる。

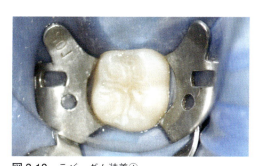

図 3-10 ラバーダム装着④
装着完了。クランプとシートによって口腔内と歯が遮断される。

撤去

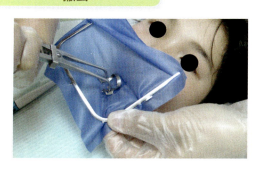

図 3-11 撤去
クランプフォーセップスでクランプを把持し、シート、フレームをまとめて撤去する。

2 前準備②(マトリックスバンド)

ココがポイント　マトリックスバンドはコンポジットレジン(CR)充塡時に必須の処置であり、取り扱いを熟知する必要がある。

➡ 第2章 p.74 参照

準備

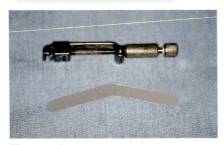

図 3-1　準備
上：バンドリテーナー
下：マトリックスバンド

装着

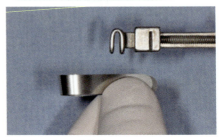

図 3-2　バンド装着①
マトリックスバンドを丸めて円が小さいほうが歯頸部側になる。

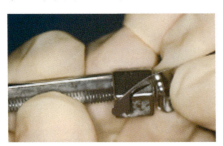

図 3-3　バンド装着②
バンドリテーナーのスリット部にバンドを装着する。歯頸部側が下になるようにする。

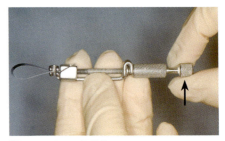

図 3-4　バンド装着③
バンドをセットしたら、バンドリテーナーのネジを締め、バンドを固定する。

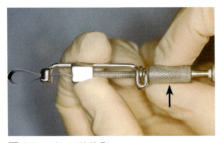

図 3-5　バンド装着④
バンドリテーナーの中央のネジを回すと、バンドの輪の大きさを調整することができる。

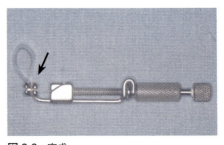

図 3-6　完成
臼歯部に使用する場合は、バンドが側方に出るように装着して使用する。

110

マトリックスバンドの種類

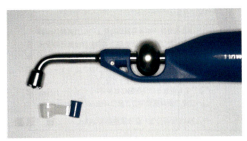

図 3-7　各種のマトリックスバンド①
スーパーマットキット

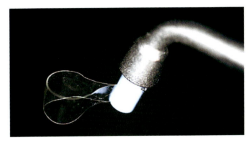

図 3-8　使用法
透明なマトリックスバンドを装着して使用する。

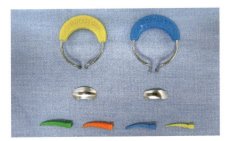

図 3-9　各種のマトリックスバンド②
コンポジタイト シルバープラス

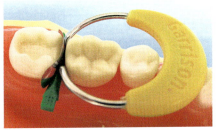

図 3-10　使用法
専用のリングでマトリックスバンドを密着させる。

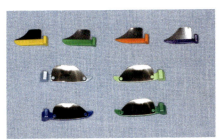

図 3-11　各種のマトリックスバンド③
フェンダーメイト

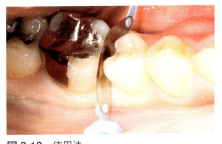

図 3-12　使用法
マトリックスとウェッジが一体になっている。

Clinical One Point

マトリックスバンドの必要性

　マトリックスバンドは、窩洞の開放面をステンレス製のバンドなどでくるみ、単純窩洞化する目的で使用される。
　その利点としては以下の点が挙げられる。
①修復操作や形態の回復を容易にする
②填塞圧を加えやすくする
　また、隣接面の窩洞形成時に隣在歯を保護する目的で用いられることもある。

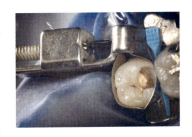

3 コンポジットレジン（CR）充填

ココがポイント　コンポジットレジン（CR）充填は保存治療のなかで最も頻度の高い処置であり、材料の性質、ならびに操作手順をしっかり身につける必要がある。

➡ 第2章4参照

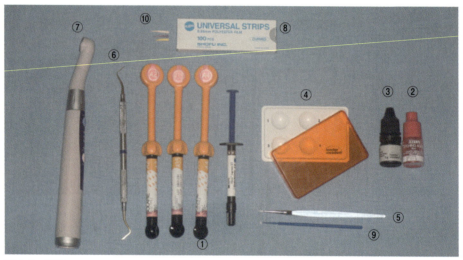

図3-1　準備

使用材料ならびに使用器具

①コンポジットレジン　②エッチング材　③ボンディング材　④パイルトレー　⑤筆
⑥コンポジットレジン充塡器　⑦光照射器
⑧ストリップス（ユニバーサルストリップス）　⑨スポンジアプリケーター　⑩ウェッジ

歯科衛生士のアシスタントポイント

コンポジットレジン

・充塡器に付着した余剰のコンポジットレジンは、ガーゼなどで拭き取る。また、消毒としてアルコールガーゼを使用することもあるが、水分が混入するおそれがあるため注意すること。
・光照射器を使用する際、光が直接目に当たらないように注意する。
　（場合によっては、遮光サングラスをかけてもらうこともある）
・シリンジなどを渡す場合は、必ず術者が持ちやすい方向にして手渡す。
・化学重合型のボンディング材は、混合した時点で硬化が始まるため、2液を混合するタイミングが重要となる。
・スポンジはディスポーザブルのものを使用する。
・光重合型ボンディング材は自然光でも硬化が始まるので、使用する直前にトレーに採取する。

咬合の確認

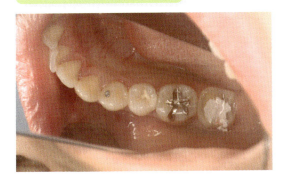

図 3-2 術前の状態
5] 遠心にう蝕が認められる。術前に咬合接触を確認しておく（ミラー写真）。

う蝕象牙質除去

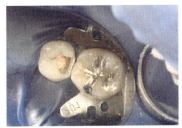

図 3-3 う蝕除去①
ラバーダムを装着する。遠心に大きなう蝕を認める。

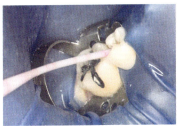

図 3-4 う蝕検知液①
検知液で軟化象牙質を染色する。

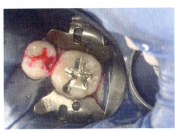

図 3-5 う蝕検知液②
染色したところ。

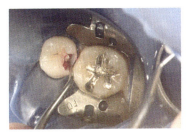

図 3-6 エキスカベータ
エキスカベータ（もしくはエンジン）で、染まっている歯質を除去する。

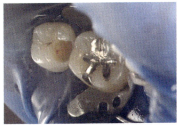

図 3-7 う蝕除去②
う蝕を除去したところ。遠心に露髄がみられる。

> **う蝕検知液（ポリプロピレングリコール）**
> う蝕治療で最も大切なのは細菌に感染した歯質を完全に除去することである。
> う蝕には細菌が存在する第一層（多菌層、寡菌層、先駆菌層）と細菌が存在しない第二層（混濁層、透明層、生活反応層）がある。う蝕検知液は細菌感染した歯質（第一層）を赤く染めるので、どこまで歯質を削ればよいかの肉眼的指標となる。

覆髄

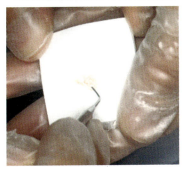

図 3-8 覆髄①
覆髄剤（ダイカル）を練和する。アプリケーターでダイカルをつける。

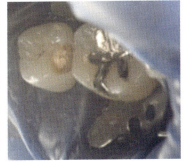

図 3-9 覆髄②
露髄部を完全に覆う。

> **直接覆髄**
> う蝕除去時に露髄が生じても歯髄に感染が起きていない場合、露出した歯面に水酸化カルシウム製剤を貼付して、外部からの刺激を仮封材などで遮断し歯髄を健康に保存することを目的とした治療法である。

3 使用の実際

エッチング

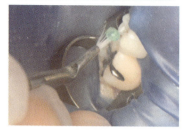

図 3-10 エッチング
エナメル質にエッチング材を塗布し、20秒間放置する。

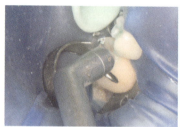

図 3-11 水洗、乾燥

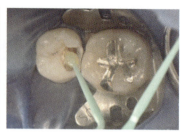

図 3-12 ボンディング
スポンジアプリケーターでボンディング材を塗布する。エアでボンディング材を均一に乾燥させる。

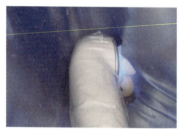

図 3-13 光照射
光照射でボンディング材を硬化させる（10秒間）。

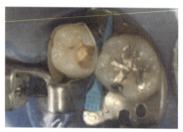

図 3-14 ウェッジ
ウェッジを挿入し、マトリックスバンドと歯面を密着させる。

充塡

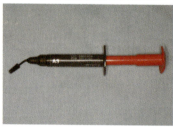

図 3-15 充塡①
窩底部にはフロアブルレジンを使用する。シリンジの先端は患者ごとに交換する。

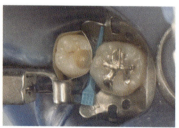

図 3-16 充塡②
歯面に密着させるため、フロアブルレジンを一層充塡する。気泡が入らないように窩底部から充塡する。

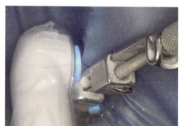

図 3-17 固定
光照射で硬化させる。

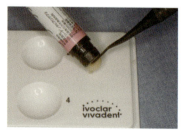

図 3-18 充塡③
コンポジットレジンをトレーや紙練板に採取する。滅菌された充塡器を使用すること。

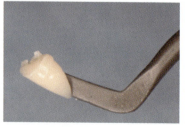

図 3-19 充塡④
適量のコンポジットレジンを充塡器に採取し、歯科医師に手渡す。

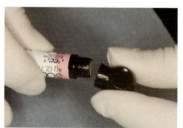

図 3-20 充塡⑤
コンポジットレジンの蓋を開けたままにしておくと、光で硬化してしまうため、採取後はただちに蓋をする。

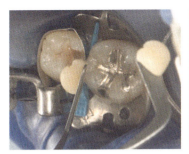

図 3-21　充填⑥
コンポジットレジンを充填する。

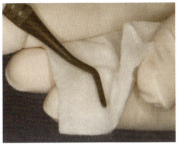

図 3-22　充填⑦
1回ごとに充填器をガーゼで拭き取りきれいにしておくと、コンポジットレジンが充填器にくっつくことがなく、充填しやすい。

図 3-23　光照射
光照射で硬化させる（20秒間）。

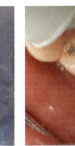

図 3-24　充填⑧
窩洞が深い場合には、積層充填する。頬舌側からも光照射し、完全に硬化させる。

形態修正

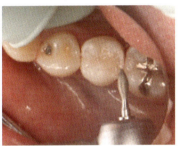

図 3-25　形態修正
研磨用ポイントやダイヤモンドバー（ファイン）で形態修正する。

咬合の確認・調整

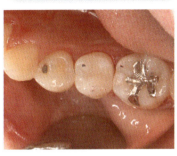

図 3-26　咬合調整
咬合紙で術前に確認した状態と同じ咬合状態にする。

完成

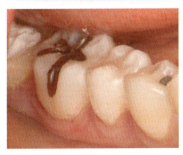

図 3-27　完成

Clinical One Point

レジンモノマー

エアブローによる飛散などにより、レジンモノマー（液）が口腔粘膜に付着すると、その部分は炎症を起こし白く変化する。この粘膜の白化は数日で消失するが、ラバーダム装着やバキュームによる吸引などにより、できるだけレジンモノマーを粘膜に接触させないよう心がける。

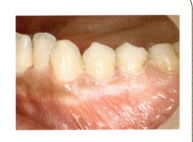

4 インレー修復

> **ココがポイント**
> インレー修復は、金属材料やセラミックスなどを用いて修復物を模型上で作製し、窩洞に嵌入合着する歯冠修復法である。
> ➡ 第2章1、4参照

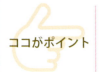

図 3-1 印象準備
①既製トレー、②アルジネート印象材、③寒天印象材

う蝕の確認 → 補強裏層（ベース*）

軟化象牙質除去・窩洞形成する。

隣接面まで窩洞が及ぶ場合は隔壁調整を行うことがあるため、マトリックスバンドを使用する。窩底部の補強、形態修正を主目的とし、化学重合型レジンをベース（補強裏層）とする。

ベース
➡ 巻末用語集 参照

窩洞形成

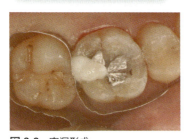

図 3-2 窩洞形成
窩洞形成を行う際に、隣接面を傷つけないようマトリックスバンドを巻く。

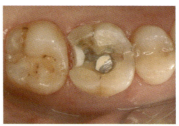

図 3-3
窩洞の形態を把握する（必要により歯肉圧排を行う）。

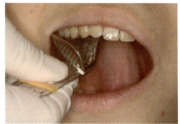

図 3-4 トレー試適
トレーを試適し、サイズを確認する。

印象採得

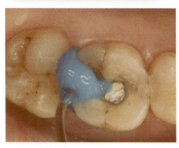

図 3-5 寒天印象材の注入
患歯の歯頸部から注入し、気泡が入らないように注意する。

図 3-5
寒天注入のタイミングはアルジネート印象材をトレーに盛り始めるころに行う。

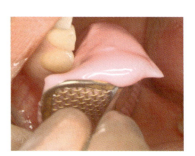

図 3-6 トレーの圧接
4分間保持。タイマーをセットし、正確に計る。

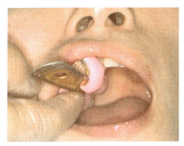
図 3-7
トレーを口腔内から外す際は、印象面が潰れないように注意する。

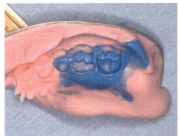
図 3-8
気泡などがないか、印象面を確認する。

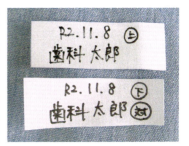
図 3-9　ラベリング
年、月、日、氏名、上下顎を明記。医院で共通して使えるものにする。

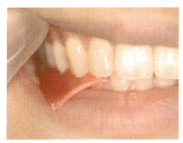
図 3-10
バイトワックスを用いて咬合採得を行う。

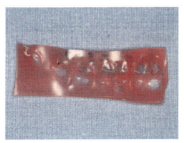
図 3-11
他の患者のものと間違えないように名前を記入する。

図 3-11
対合歯も必要に応じて採得する。

暫間修復

咬合調整

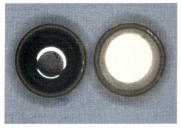
図 3-12　暫間修復
仮封用常温重合型軟質レジンを使用する。

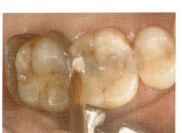
図 3-13
筆積み法で、窩洞に盛り上げていく。

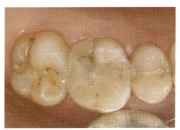
図 3-14　咬合調整
インレーができるまでの暫間的な材料であるため、粘着性があるものや、硬いものなどを患歯で噛むと外れやすくなることを患者に伝える。

技工指示書の記入 → 石膏模型作製 → 修復物作製・装着

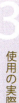
3 使用の実際

5 根管充塡

ココがポイント　根管充塡は根管内への細菌侵入を防ぐために根管を密封する処置であり、特に無菌的な処置が必要とされる。

→ 第2章5参照

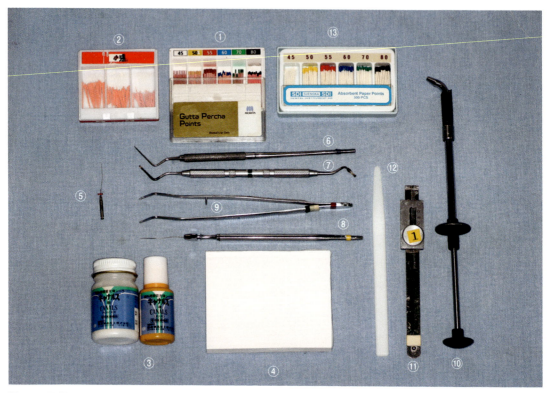

図 3-1　準備

歯科衛生士のアシスタントポイント

- 根管充塡時は無菌状態が理想であるため、器具、材料が不潔にならないようにする。
- マスターポイントは長さと太さを早めに確認し、準備する。
- アクセサリーポイントは根管充塡用ピンセットでつかみやすいように向きを揃える。

使用材料ならびに使用器具

①ガッタパーチャポイント（マスターポイント）　②アクセサリーポイント　③シーラー（キャナルス）　④紙練板　⑤レンツロ　⑥スプレッダー　⑦プラガー　⑧ブローチ　⑨根管充塡用ピンセット　⑩ストッピング　⑪メジャー　⑫プラスチックスパチュラ　⑬ペーパーポイント

準備

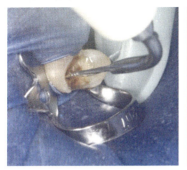
図 3-2
根管内を洗浄する。

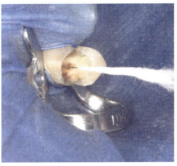
図 3-3
根管内をブローチ綿花で乾燥させる。

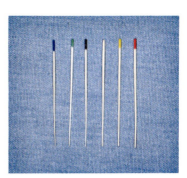
図 3-4　ペーパーポイント
根管内の乾燥に使用する。リーマー、マスターポイントと同様の規格で色分けされている。

根管充填（シーラー）

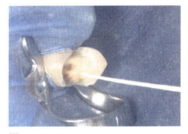
図 3-5
根管の太さと同じペーパーポイントを用いて細部まで乾燥させる。

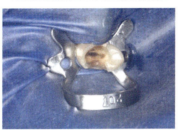
図 3-6
ラバーダム防湿を行う（ラバーダムの項参照）。

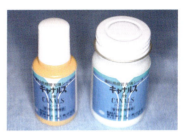
図 3-7　シーラー（キャナルス）
根管充填用のセメントで、ガッタパーチャポイントと歯質を接着、または合着させるために使用する。

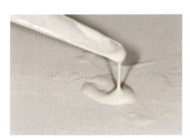
図 3-8
シーラー（キャナルス）を練和する。硬さは軽く糸を引く程度とする。

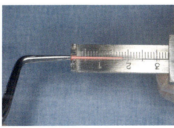
図 3-9
根管長、根管の太さを確認しマスターポイントを準備する。

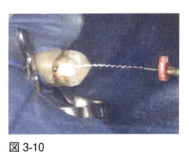
図 3-10
レンツロを使ってセメントを細部まで行き渡らせる。

ガッタパーチャポイント

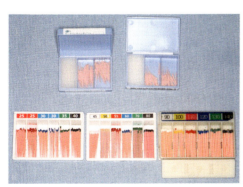
図 3-11　ガッタパーチャポイント
上：アクセサリーポイント：大、中、小のサイズがあり、側方加圧根管充填法のときにマスターポイントのすき間を充填するために使用する。
下：マスターポイント：No.25～140の17種類があり、リーマー、ファイルと同一の規格になっている。

側方加圧根管充塡法

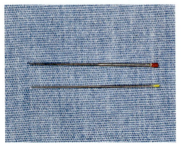

図 3-12　シルバーポイント
根管充塡にはシルバーポイントを用いることもある。銀製のポイントで、硬く弾力性に富むが、緊密な充塡が難しい。

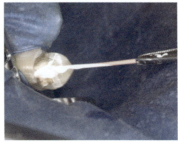

図 3-13
マスターポイントを根管への適合状態を確認し挿入する。

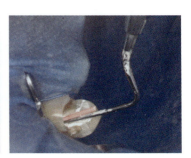

図 3-14
根管スプレッダーでマスターポイントを根管壁に圧接する。

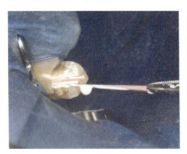

図 3-15
圧接によりできた空隙にアクセサリーポイントを挿入していく。

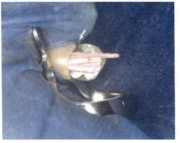

図 3-16
図3-14〜3-15を繰り返し、緊密に充塡する。

根管用シーラーは根管壁や充塡材間の空隙を物理的にふさぎ、封鎖性を向上させるために用いる。シーラーは多種の製品がある。

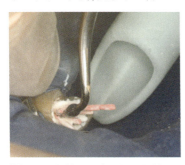

図 3-17　加熱したプラガーで切断する
このときに煙が出るため、バキュームで吸引する。

図 3-18
根尖方向へ加圧する。

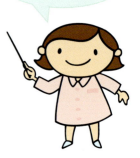

プラガーは、熱するととても熱くなるので手渡すときは術者、患者に十分注意を払う

仮封

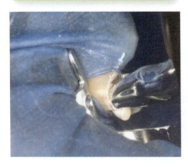

確認

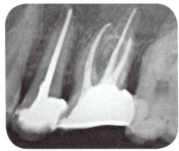

図 3-19（左）　仮封
ここでは二重仮封を使用した。

図 3-20（右）　エックス線画像にて適合状態の確認
後日、症状がないことを確認し、補綴治療を進めていく。

垂直加圧根管充填法

根先部を緊密に充填することができるため、彎曲(わんきょく)根管や側枝のある症例などの根管充填に適している。ただし、専用のキットが必要である。

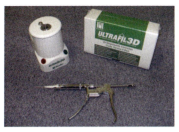

図3-21　垂直加圧充填器とウルトラフィル

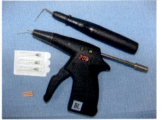

図3-22　垂直加圧充填器
上：スーパーエンドアルファ2
下：スーパーエンドベータ

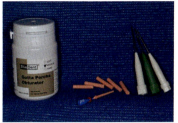

図3-23　根管充填材
器械で加熱し、流動化した状態で使用する。

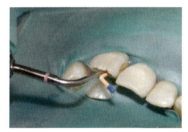

図3-24　根管充填①
通法通り、マスターポイントを挿入後、専用器具を用い、根尖部の根管充填材を加熱、加圧し緊密に根管充填する。

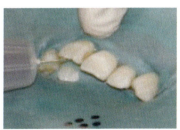

図3-25　根管充填②
加熱軟化した根管充填材を注入する。

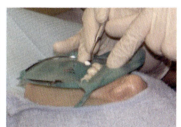

図3-26　根管充填③
プラガーを用い、垂直に加圧する。この後、仮封して終了。

根管充填材の所要性質

　根管充填材は根管治療の最終処置として根管を封鎖し、根尖創傷部の保護および根尖歯周組織の病巣の治癒促進などを目的として使用される材料・薬剤である。
　一般的な所要性質は、次の通りである。
　　①複雑な形態の根管に適合しやすい（適合性）
　　②細い箇所まで流れていく（流動性）
　　③根尖歯周組織に異常な刺激を与えない（無刺激性）
　　④充填後、収縮したり変形したりしない（不変性）
　　⑤充填後、組織液による吸収が少ない（非吸収性）
　　⑥根管壁に密着し、根管封鎖性が高い（密着性）
　　⑦充填後、充填材の間隙に組織液が浸潤しない（非多孔性）
　　⑧持続的な殺菌・消毒作用がある（持続的消毒性）
　　⑨歯を変色させない
　　⑩エックス線不透過性である
　　⑪必要に応じ、撤去可能である
　　⑫取り扱いが容易である
　根管充填用セメント（シーラー）には、**酸化亜鉛ユージノール系**、**水酸化カルシウム系**、クロロパーチャなどの**ガッタパーチャ系**、**レジン系**、**非ユージノール系**、**グラスアイオノマー系**、**シリコン系**、**ハイドロキシアパタイト系**があるが、近年、その他のシーラーに分類される「**生体活性バイオセラミックス（BC）系**」のMTAシーラーをはじめ、次々とBC系シーラーが開発されている。

3　使用の実際

6 乳歯根管充填

> **ココがポイント**
> 乳歯は吸収され永久歯と交換していくので、根管充填材は歯根とともに吸収される水酸化カルシウムを使用する。
>
> ➡ 第2章5参照

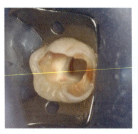

図 3-1　ラバーダム装着
小児は唾液が多く、簡易防湿では防湿が困難である（p.108、109参照）。

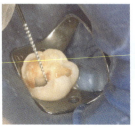

図 3-2　根管拡大、形成
乳歯は根尖孔が開いているため、根管長測定器は使用できない。エックス線検査と手指感覚で作業長を決定する。

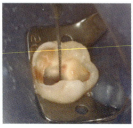

図 3-3　根管洗浄
根管内を洗浄する。

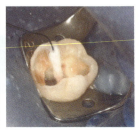

図 3-4　乾燥
洗浄後、綿栓で根管内を乾燥させる。出血がないことを確認する。

根管充填

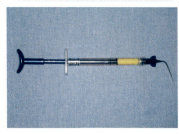

図 3-5　根管充填①
水酸化カルシウム製剤で根管充填する。

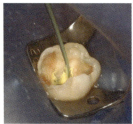

図 3-6　根管充填②
水酸化カルシウム製剤をゆっくりと注入する。

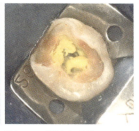

図 3-7　根管充填③
根管充填材を充填した後、綿球を圧接する。

図 3-5
ガッタパーチャポイントは吸収されないので使用しない。
吸収性のある水酸化カルシウム製剤が使用される。

仮封

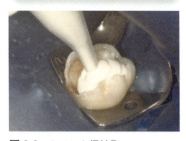

図 3-8　セメント仮封①
ポリカルボキシレートセメントで仮封する。

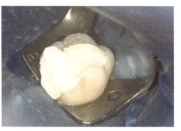

図 3-9　セメント仮封②
セメントが硬化したら咬合を確認し、終了。クラウンやコンポジットレジン充填などの修復処置を行う。

確認

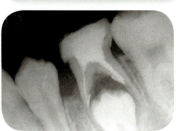

図 3-10　エックス線
根管充填材の確認をするため、エックス線撮影を行う。

7 歯髄保存療法

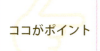

ココがポイント

歯髄疾患で可能な限り歯髄を保存することは、歯の保存、破折リスク対策で最も重要である。歯髄は最良の根管充填材である。
歯髄の保護法として裏層法と覆髄法があり、いずれも外来刺激を遮断するものだが、覆髄法は外来刺激を遮断しつつ修復象牙質の形成を促す、という違いがある。

歯髄鎮痛消炎療法

tooth wear
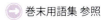
巻末用語集 参照

う蝕、外傷、tooth wear*（歯の損耗）等に伴う可逆性歯髄炎に適応する。フェノール、フェノールカンフル、グアヤコール、ユージノール等の薬剤を貼薬し、セメントで仮封する。仮封セメントは、酸化亜鉛ユージノールセメント、水硬性セメント、グラスアイオノマーセメントを使用する。1週間程度経った後、経過良好であれば永久修復処置を開始する。

可逆性歯髄炎
歯髄刺激の原因を除去すると、正常歯髄に回復できる軽度の歯髄炎。

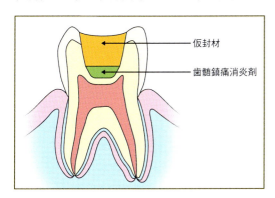

図 3-1　歯髄鎮痛消炎療法
う蝕の除去後、窩洞内を2.5～6％次亜塩素酸ナトリウム液、3％過酸化水素水あるいは生理食塩水で洗浄し、乾燥させ、滅菌小綿球に歯髄鎮痛消炎剤を浸透させた後よく絞って窩洞内に静置。その後仮封する。経過は、数日から1週間程度。臨床症状がなくなれば経過良好と判断し、永久修復を行う。予後不良の場合は歯髄除去療法（抜髄）へ移行する。

間接覆髄法

う蝕、外傷、窩洞形成に伴う薄弱化した健全な象牙質に保護層を作製する術式。酸化亜鉛ユージノールセメントや水酸化カルシウム製剤を使用する。グラスアイオノマーセメントやレジンで仮修復し、術直後から数日・数週間後、経過良好であればインレーやコンポジットレジン等で永久修復をする。

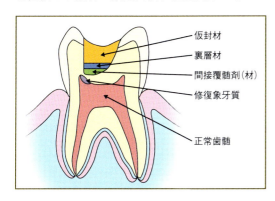

図 3-2　間接覆髄法
できるかぎり無菌操作を心がけ、感染象牙質を除去し、窩洞を消毒清掃後、間接覆髄剤（材）を貼付する。グラスアイオノマーセメント等で窩洞裏層をして、間接覆髄剤（材）の一層補強をする。微小漏洩をなくすことが大切である。歯髄に及ぶ刺激が排除されると歯髄は安静状態（歯髄鎮静）になり、覆髄剤（材）の作用によって窩洞象牙質直下で修復象牙質（病的刺激が加わった後に形成される象牙質）の形成が起こる。

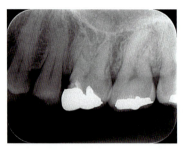
図3-3 間接覆髄法 術前のエックス線画像

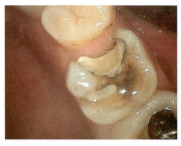
図3-4 間接覆髄法 術前（インレー脱離）

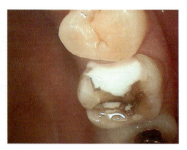
図3-5 間接覆髄法 裏層後

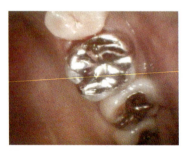
図3-6 間接覆髄法 永久修復後

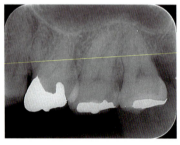
図3-7 間接覆髄法 永久修復後のエックス線画像

> 暫間的間接覆髄法（IPC：Indirect Pulp Capping）は、保険用語としては、非侵襲性歯髄覆罩（AIPC：Atraumatic Indirect Pulp Capping）、または歯髄温存療法とも呼ばれる。

暫間的間接覆髄法（IPC：Indirect Pulp Capping）

大きなう蝕で、感染歯質を完全に除去すると露髄のおそれのある場合に適応する。歯髄に近接した感染象牙質を意図的に一層残し、水酸化カルシウム製剤や、タンニン・フッ化物合剤（HY剤）配合ポリカルボキシレートセメント（例：ハイ-ボンドテンポラリーセメント）を覆髄剤（材）として使用し、3ヵ月経過した後、エックス線画像からう蝕象牙質の再石灰化、根尖部周囲透過像がないことなどを確認した後、再度感染象牙質を除去し、永久修復をする。

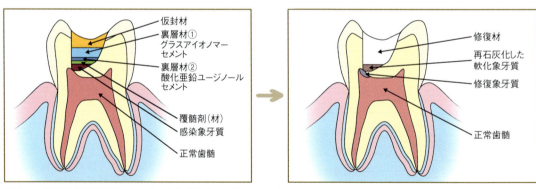
図3-8 暫間的間接覆髄法（IPC）・非侵襲性歯髄覆罩（AIPC）

歯髄の感染源となるため、露髄しないところまで周囲の軟化象牙質を徹底的に除去する。その後化学的清掃を、綿球やアプリケーターブラシを使って2.5～6％次亜塩素酸ナトリウムを窩洞内に数分から10分程度満たし、超音波スケーラーチップなど併用して窩洞を清掃。次亜塩素酸ナトリウムを生理食塩水などで洗浄する。覆髄剤（材）を貼付し、酸化亜鉛ユージノールセメント、グラスアイオノマーセメントで窩洞裏層をして覆髄剤（材）の補強をする。術後3ヵ月後、臨床症状がなく、エックス線画像で根尖部透過像がないこと、裏層材下に修復象牙質様エックス線不透過像を確認する。その後、仮封材・裏層材・残存した軟化象牙質を除去し、残留感染象牙質の乾燥・硬化を目視・触診できたら、永久修復に入る。

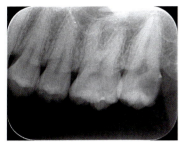
図 3-9 暫間的間接覆髄法 術前のエックス線画像

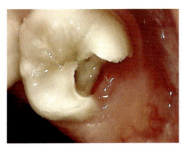
図 3-10 暫間的間接覆髄法 軟化象牙質の除去

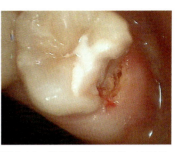
図 3-11 暫間的間接覆髄法 裏層後

アプリケーターブラシ
0.6～3mm大のスポンジやブラシが先に付いたプラスティック棒。レジンのボンディングや歯周ポケットへの薬剤塗布などに使う。

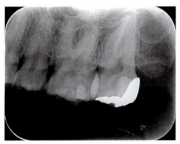
図 3-12 暫間的間接覆髄法 永久修復後のエックス線画像

直接覆髄法

窩洞形成や外傷でおおよそ2mm未満の露髄で感染していない症例に適応する。露髄面に薬剤を直接貼付することにより、外来刺激の遮断とデンティンブリッジ（被蓋硬組織：修復象牙質様組織）の形成を促し、歯髄を健全な状態に保持する方法。水酸化カルシウム製剤、MTAセメントが使われる。処置後1ヵ月経過時に診査して問題なければ永久修復する。

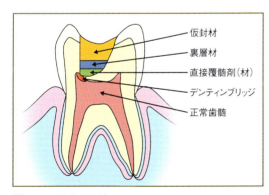

デンティンブリッジ
切断歯髄の創面に触れた水酸化カルシウムの作用で表層が壊死する。その下に象牙芽細胞が集まり、層状に硬組織が形成される。この部分が被蓋硬組織またはデンティンブリッジと呼ばれる。

図 3-13 直接覆髄法
できるかぎり無菌操作を心がけ、感染象牙質を除去し、次亜塩素酸ナトリウム液を窩洞内へ5～10分作用させ消毒清掃（化学清掃：ケミカルサージェリー）する。露髄面も同様に消毒清掃する。生理食塩水で洗浄、止血確認後、直接覆髄剤（材）（水酸化カルシウム製剤・MTAセメント）を貼付する。グラスアイオノマーセメント等で窩洞裏層をして修復する。1ヵ月後、エックス線画像でデンティンブリッジの形成や透過像がないことを確認して永久修復を行う。

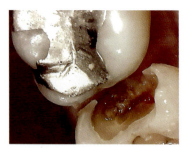
図 3-14　直接覆髄法　術前

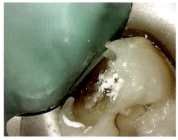
図 3-15　直接覆髄法　直接覆髄剤(材)貼薬後

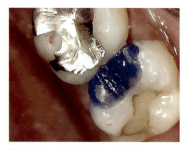
図 3-16　直接覆髄法　仮封後

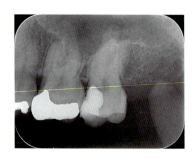
図 3-17　直接覆髄法　覆髄後1ヵ月のエックス線画像

> **スプーンエキスカベーター**
> 両頭手用器具。歯内療法用は直径1mm～2mm程度のスプーン状形態をしている。この先で軟化象牙質等を削除する。

生活断髄法

　歯髄炎・歯髄損傷が冠部歯髄に留まる場合、歯髄機能を保存するために歯髄を根管口部で切断し、切断創面にデンティンブリッジ（被蓋硬組織：修復象牙質様組織）の形成を促す手法。根管口から約1mm根尖側で歯髄を切断し、ケミカルサージェリー後、水酸化カルシウム製剤等の覆髄剤（材）を積層充填し仮封する。約1～3ヵ月後に、異常がなければ永久充填をする。

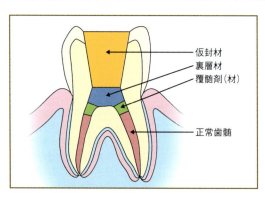

図 3-18　生活断髄法
特に根未完成歯に適応する。直接覆髄法に準じて感染象牙質を除去し、ラウンドバーやスプーンエキスカベーターで単根歯は歯頸部から1mm、複根歯は根管口部の歯冠歯髄の切断をする。創面は挫滅創となるため、ケミカルサージェリーを行い、水酸化カルシウム等の覆髄剤（材）を貼付する。グラスアイオノマーセメント等で仮封する。術後1～3ヵ月のエックス線所見でデンティンブリッジ形成と臨床症状の有無を確認後、永久修復をする。

歯髄再生療法

1961年に Nygaard-Ostby が失活歯に歯髄再生療法を試みてから、臨床応用のため研究が進んでいる。
1：根管内脈管再生療法（パルプ・リバスクラリゼーション）
2：歯髄幹細胞療法
3：歯髄移植
4：再製足場の移植
臨床治験中の1～3で、失活歯を生活歯にする技術に期待が高まっている。

8 MTAセメント

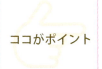

ココがポイント

MTA (Mineral Trioxide Aggregate) は、Torabinejadにより開発され、1998年に「ProRoot MTA」として米国で商品化された。わが国では2007年4月に直接覆髄剤（健康保険適用）として認可されている。根管充填、穿孔部封鎖、逆根管充填、アペキソゲネーシス、アペキシフィケーション*、パルプ・リバスクラリゼーション、外傷歯の修復、歯根破折、外部・内部吸収の修復（保険適用外）など多岐にわたり使用され、良好な成績が報告されている。

MTAセメント*の成分（表1）

	成分	化学式	重量%
粉末	ケイ酸三カルシウム	$3CaO \cdot SiO_2$	75%
	ケイ酸二カルシウム	$2CaO \cdot SiO_2$	
	アルミン酸三カルシウム	$3CaO \cdot Al_2O_3$	
	鉄アルミン酸四カルシウム※	$4CaO \cdot Al_2O_3 \cdot Fe_2O_3$	
	硫酸カルシウム（石膏）	$CaSO_4 \cdot 2H_2O$	5%
	酸化ビスマス（造影剤）	Bi_2O_3	20%
液	水	H_2O	

※一部のMTAセメントに含まれる

アペキシフィケーション、MTAセメント
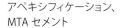 巻末用語集 参照

特徴
- 水硬性セメントの一種である。
- 圧縮強さは強化型酸化亜鉛ユージノールセメントと同等である。
- 高pHによる静菌作用はあるが、抗菌性は補助的である。
- 初期硬化に2分30秒、完全硬化まで4～5時間かかる。
- 封鎖性は良好である。
- pHは約12.5。
- 直接覆髄に用いた場合、新生硬組織が観察される。
- パーフォレーション時にも有効である。ただし、治癒までは時間がかかる。
- 高価である。

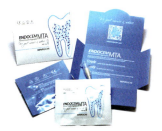

図3-1 MTAセメント
商品例：ProRoot MTA

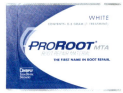

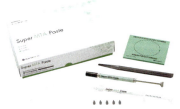

図3-2 MTAセメント
商品例：Super MTA

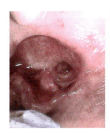 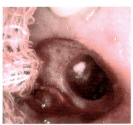 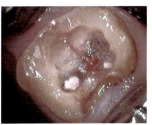 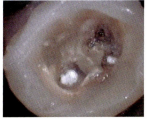

図3-3 術前の根尖　図3-4 逆根管充填後（白い部分がMTAセメント）　図3-5 髄床底穿孔の術前（赤い部分が穿孔部）　図3-6 術後（術前の穿孔部を閉鎖する）

Ⅱ. 補綴

1 アルジネート印象

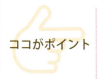

ココがポイント　アルジネート印象は使用頻度の最も高い印象材である。研究用模型のための印象は歯科衛生士が直接採得する機会が多いので熟知しておく必要がある。

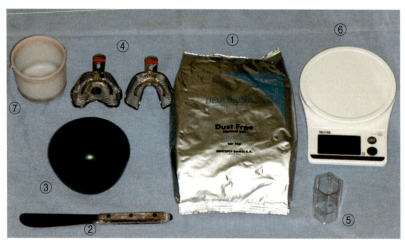

図3-1　準備

使用材料ならびに使用器具
①アルジネート印象材　②スパチュラ　③ラバーボール
④既製トレー　⑤計量カップ　⑥計量ばかり
⑦自動練和器用練和カップ

トレーの種類

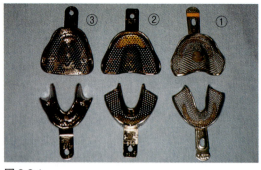

図3-2-1
アルジネート印象は既製のトレーを用いて印象する。トレーの種類は、①網トレー、②有孔トレー、③無歯顎用トレーなどがあり、それぞれの大きさに応じて3〜4種類ある。

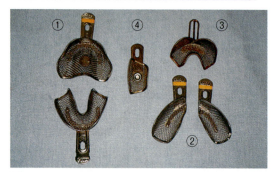

図3-2-2
用途に応じて、①全顎用トレー、②片顎用トレー、③前歯用トレー、④回転トレーなどの種類がある。

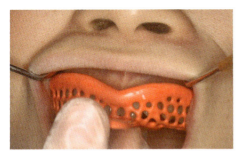
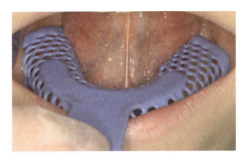

図 3-3　トレーの試適：上顎
患者の歯列をみてトレーの大きさを決める。最後臼歯部、硬口蓋後縁部のチェック。ユーティリティーワックスを添加することもある。歯肉頬移行部、小帯、骨隆起をチェックする。

図 3-4　トレーの試適：下顎
患者の歯列をみてトレーの大きさを決める。臼後三角の確認。舌側部－顎舌骨筋線の確認。歯肉頬移行部の確認。ユーティリティーワックスを添加することもある。舌小帯、骨隆起をチェックする。

粉、水の準備、計量、混和

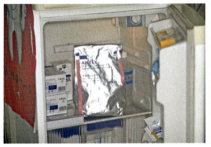
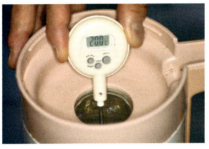

図 3-5　粉の保管
冷蔵庫に保存している粉を取り出す。

図 3-6　水の温度管理
硬化時間のばらつきを解消するため、水は常に20℃のものを用意しておく。

図 3-6
一年中、同じ温度にしておくと安定した印象泥を作ることができる。

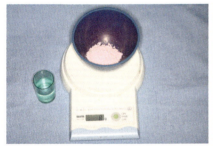
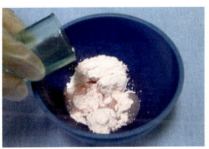

図 3-7　粉、水の計量
粉は計量ばかりで正確に計量する。

図 3-8　粉、水の混和
印象材の比重は水よりも軽いため、粉を先に入れ、次いで水を入れる。

図 3-7
正確な粉液比が印象採得の精度を左右する。

練和

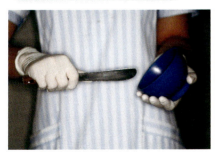
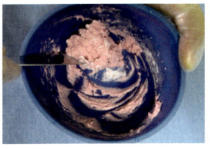

図 3-9（左）　スパチュラとラバーボールの持ち方
スパチュラは力を入れやすいようパームグリップで持ち、ラバーボールは手のひら全体で保持する。

図 3-10（右）　撹拌、練和
粉末が飛ばないように練和する。

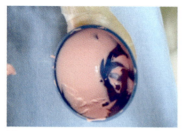

図 3-11 脱泡
ラバーボールの内壁に粉をすり潰すように練和し、気泡を潰す。

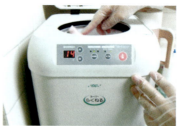

図 3-12 自動練和器
気泡がなく、均一に練和できる。

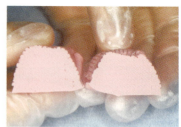

図 3-13 印象面のチェック
左:手練和、右:自動練和器(気泡がない)。気泡がないのが望ましい。

盛り上げ

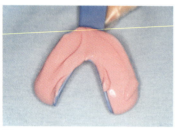

図 3-14 盛り上げ
印象材の量に注意する。

図 3-12
自動練和器はベテランでも新人でも同じような仕上がりになるため、あると便利である。

図 3-14
嘔吐反射の強い人の場合、軟口蓋に表面麻酔をすることもある。

下顎の印象採得

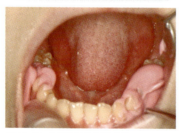

図 3-15 下顎の印象採得①
印象材を指先に取り、印象の採りにくい部位、歯肉頬移行部などにあらかじめ塗っておく。

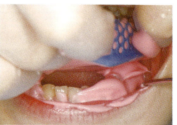

図 3-16 下顎の印象採得②
指で口角を広げ、片側から順に入れていく。臼後三角(レトロモラーパッド)に入っているかを確認する。

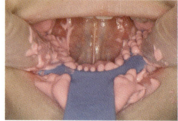

図 3-17 下顎の印象採得③
舌を一度出させ、舌側部位の印象を鮮明にする。

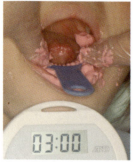

図 3-18 硬化時間の測定
指で静かに支える。タイマーで測定することによって寸法精度の高い印象が採れる。硬化時間:3分

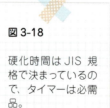

図 3-18
硬化時間は JIS 規格で決まっているので、タイマーは必需品。

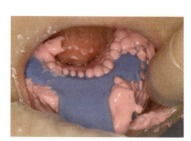

図 3-19 撤去
印象材が硬化したら空気を入れ、臼歯部から歯軸の方向に一気に外す(第2章1参照)。

130

上顎の印象採得

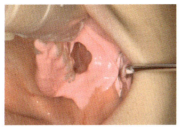

図 3-20 上顎の印象採得①
アルジネート印象材を指先に取り、印象の採りにくい部位、歯肉頬移行部などにあらかじめ塗っておく。

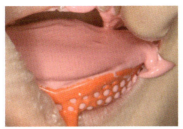

図 3-21 上顎の印象採得②
上顎結節を確認し、後ろから前にトレーを入れていく。

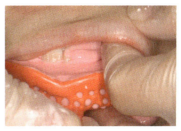

図 3-22 上顎の印象採得③
上唇小帯、歯肉頬移行部が採得できるように、包み込むようにトレーを降ろしていく。

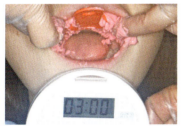

図 3-23 硬化時間の測定
指で静かに支える。JIS規格で硬化時間が決まっているので、タイマーで測定することによって寸法精度の高い印象が採れる。

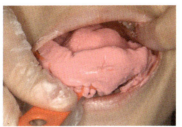

図 3-24 撤去
印象材が硬化したら空気を入れ、臼歯部から歯軸の方向に一気に外す。

印象面の確認

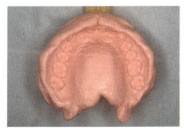

図 3-25 上顎印象面の確認
上唇小帯、歯肉頬移行部、口蓋粘膜などを確認する。

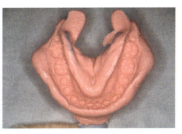

図 3-26 下顎印象面の確認
小帯、歯肉頬移行部、臼後三角などを確認する。

水洗

唾液や血液を水洗し、電解水で消毒する。印象変形となるため、水流に注意する。

固定

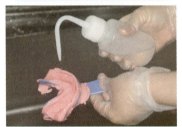

図 3-27　固定
固定液で印象面を固定する。

保管 →

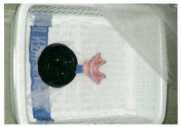

図 3-28　保管
すぐに石膏を注入できない場合は、相対湿度*100％の環境に保管する。水中保管は印象材が膨潤するので注意しなくてはならない。

石膏の注入

図 3-28

市販の大きめの水切りタッパーに水を張り、トレー支え台を入れておく。アルジネート印象材の場合は、印象採得後、できるだけ早く石膏を注入しないと変形率が大きくなる。

相対湿度
▶ 巻末用語集 参照

ラベリング

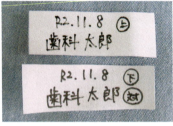

図 3-29　ラベリング①
石膏を注入後、患者の氏名、印象採得日を記したメモを作っておく。

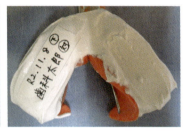

図 3-30　ラベリング②
患者の氏名、印象採得日を記したメモを石膏に貼りつけておけば間違いが少なくなる。

図 3-29、30
すぐにラベリングする習慣をつける。

後片づけ

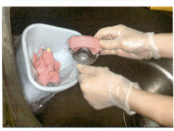

図 3-31　後片づけ
残った印象材は医療廃棄物として処分する。

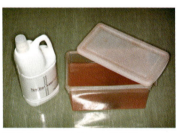

図 3-32　アルジネート溶解液
網トレーの網目に入った印象材は、アルジネート溶解液に1日浸しておけばきれいに取れる。

Coffee Break　アルジネートと寒天のコラボ！

　アルジネート印象材は混水比を守れば、簡便な印象材である。しかし、細部まで採るには不向きの印象材である。一方、寒天印象材は精密印象は可能であるが、強度に劣る。

　そこで、互いの長所を高め合ったのが連合印象である。細部は寒天に、強度はアルジネートで、手と手を取り合うことによって精密印象が可能となった。歯科医師と歯科衛生士の関係とどこか似ているのでは？

2 個人トレー

| ココがポイント | 正確な印象のためには、正確な個人トレー*を作製する必要がある。 |

個人トレー
→ 巻末用語集 参照

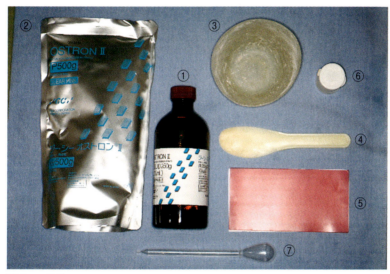

図 3-1　準備

使用材料ならびに使用器具

①常温重合レジン液（オストロンⅡ）　②常温重合レジン粉（オストロンⅡ）　③プラスチックボウル　④プラスチックスパチュラ　⑤パラフィンワックス　⑥ワセリン　⑦スポイト

模型の調整

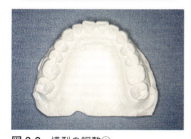

図 3-2　模型の調整①
個人トレー作製のため、既製トレーで印象採得した概形模型を用意しておく。

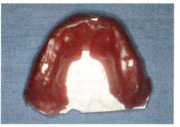

図 3-3　模型の調整②
印象材が入るスペースにパラフィンワックスを2～3枚貼る。

トレー作製

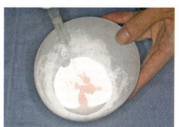

図 3-4　トレー作製①
プラスチックボウルに粉と液を採取する。メーカー指定の粉液比を守ること。

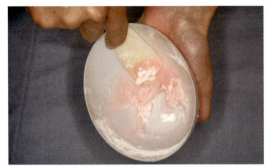

図 3-5 トレー作製②
プラスチックスパチュラで練和する。

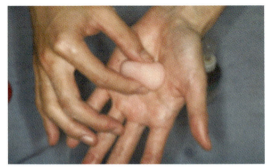

図 3-6 トレー作製③
適当な硬さになるまで手指で練和する。

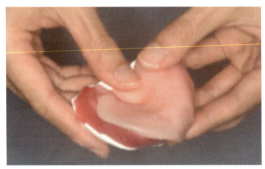

図 3-7 トレー作製④
レジンを模型に圧接し、形態を整えていく。

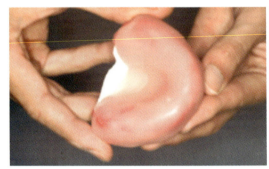

図 3-8 トレー作製⑤
薄くなりすぎると、トレーの変形、破損の原因となるため注意する。トレー外形の完成。

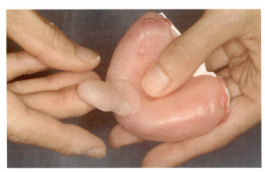

図 3-9 トレー作製⑥
柄をつける。

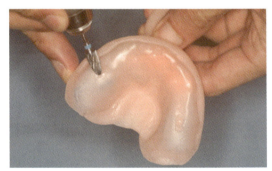

図 3-10 トレー作製⑦
エンジンで形態修正。鋭縁が残らないように注意する。

完成

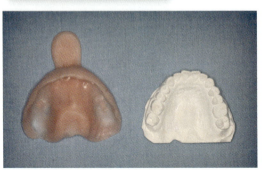

図 3-11 完成

3 スクリューポスト

ココがポイント スクリューポストを使用した支台築造は、メタルコアと同様に頻度の高い処置であり、材料の性質や操作手順をしっかり身につける必要がある。

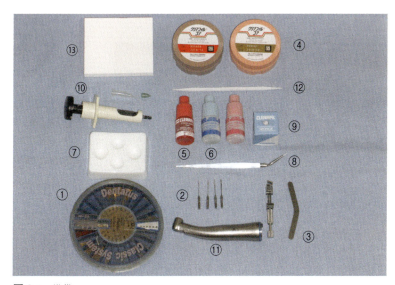

図 3-1 準備

使用材料ならびに使用器具

①スクリューポスト　②ピーソーリーマー　③マトリックスバンド　④築造用レジン
⑤エッチング材　⑥ボンディング材　⑦パイルトレー　⑧筆　⑨スポンジ　⑩シリンジ
⑪コントラアングルハンドピース　⑫プラスチックスパチュラ　⑬紙練板

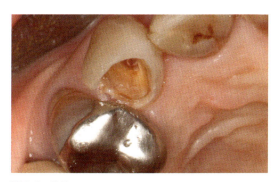

図 3-2 術前
う蝕を除去し根管充填した後、十分な歯質が保存されている場合は、スクリューポストによるレジン支台築造の適応となる。

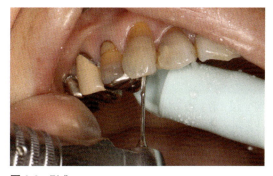

図 3-3 形成
ピーソーリーマーを用いてポスト部の形成を行う。

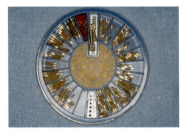

図 3-4 スクリューポスト
スクリューポストにはさまざまな長さ、太さの種類がある。そのなかから、ポストの形態に合わせて適切なものを選択する。

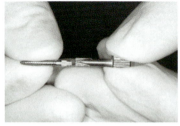

図 3-5
適切なスクリューポストが選択されたら、ドライバーにスクリューポストを装着する。

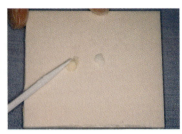

図 3-6 築造用レジン①
築造用レジンを適量、準備する。

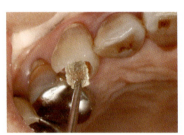

図 3-7 クレンジング
クレンジング材を塗布し、20秒間放置する。

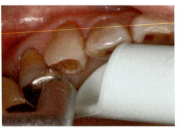

図 3-8 水洗、乾燥
スリーウェイシリンジにて十分に水洗、乾燥する。

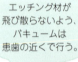

エッチング材が飛び散らないよう、バキュームは患歯の近くで行う。

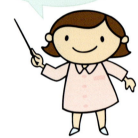

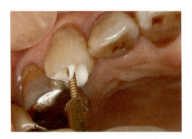

図 3-9 ボンディング
ボンディング材を塗布する。

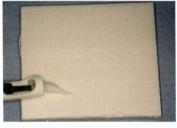

図 3-10 築造用レジン②
築造用レジンを練和し、シリンジに入れ、術者に渡す。

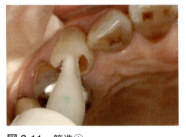

図 3-11 築造①
ポスト窩底から、ゆっくりと築造用レジンを充填する。

図 3-12 築造②
築造用レジンが硬化する前に、スクリューポストを挿入し、ドライバーを回してポストを固定する。固定されたら、ドライバーを除去し、築造用レジンを追加する。

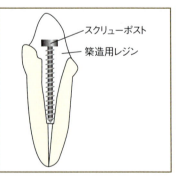

図 3-13
築造用レジンの強度不足をスクリューポストで補うことができる。決してねじ込まない。らせんは、築造用レジンの道路にもなり、曲げ応力分散で歯根破折を回避する。

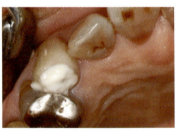

図 3-14 完成
硬化を確認し、終了。
この後、支台歯形成、印象採得し、クラウンの作製を行う。

136

4 ファイバーポスト

> **ココがポイント**
> 近年、コンポジットレジンの材質向上、ファイバーポストの登場により、コンポジットレジンコアの普及率が増している。材料の性質、ならびに操作手順をしっかり身につける必要がある。
> ➡ 第2章4、6参照

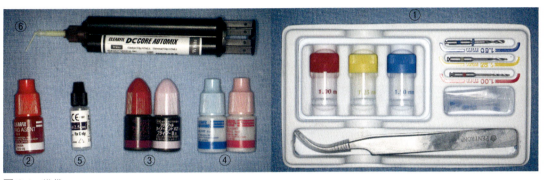

図 3-1　準備

使用材料ならびに使用器具

①ファイバーポスト
②エッチング材（クリアフィル エッチング エイジェント）
③プライマー　④ボンディング材
⑤シランカップリング剤
⑥コンポジットレジンコア（クリアフィル DC コア オートミックス）

根管形成

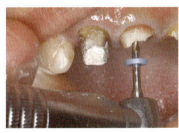

図 3-2　根管形成
規定のバーで根管長の2/3の長さまで形成する。

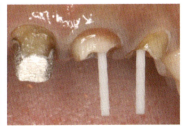

図 3-3　ポスト試適①
ファイバーポストを試適する。ファイバーポストの表面は慎重に扱う。

クレンジング

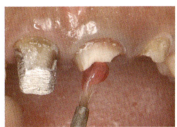

図 3-4　クレンジング
クレンジング材を塗布する。15秒間放置する。

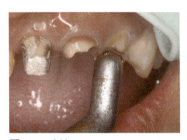

図3-5 水洗
水洗いし、エアで乾燥させる。バキュームは患歯の近くにおく。

プライマー

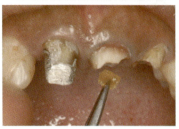

図3-6 プライマー
プライマーを塗布、30秒間放置した後、エアで乾燥させる。

シラン処理

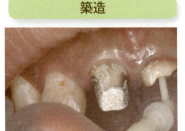

図3-7 シラン処理
ファイバーポストにシランカップリング剤を塗布する。

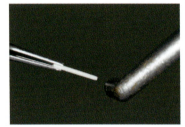

図3-8 乾燥
エアで乾燥させる。

ボンディング

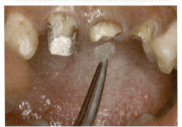

図3-9 ボンディング
ボンディング材を塗布し、エアで均一に乾燥させる。

築造

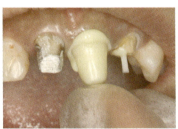

図3-10 築造①
気泡が入らないように先端部からゆっくりと注入する。

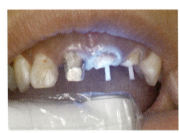

図3-11 築造②
ファイバーポストを挿入後、光照射し、硬化させる。

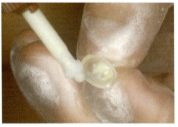

図3-12 築造③
クラウンフォーマーの中にコンポジットレジンコアを注入する。

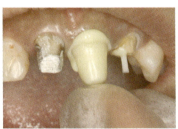

図3-13 築造④
クラウンフォーマーを圧接する。

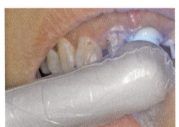

図3-14 築造⑤
頬舌側両方から光照射し、完全に硬化させる。

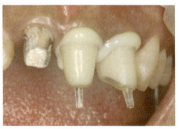

図3-15 築造⑥
硬化終了。

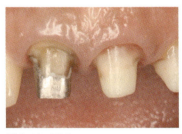

図3-16 形成
クラウンフォーマーを除去する。概形成し、余剰部分を削除する。

5 クラウン印象①（寒天・アルジネート連合印象）

ココがポイント 寒天・アルジネート連合印象は臨床上頻繁に行う処置であり、正確な補綴装置を作製するうえで必須の手技である。

➡ 第2章1参照

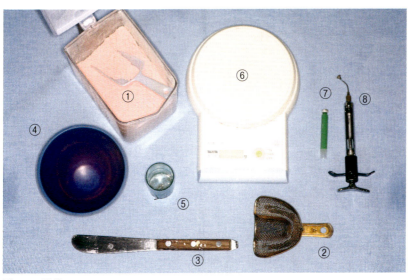

図 3-1　準備

使用材料ならびに使用器具

①アルジネート印象材　②既製トレー　③スパチュラ　④ラバーボール　⑤計量カップ
⑥計量ばかり　⑦寒天印象材　⑧シリンジ

歯肉圧排　止血のため、あらかじめ、浸潤麻酔をしておく。 ➡ p.141参照。

↓

印象材の準備

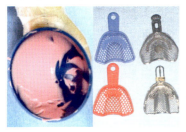

図 3-2　アルジネート印象材
アルジネート印象材を練和する。トレーは既製トレーを使用する。

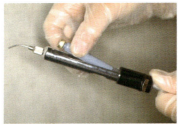

図 3-3　寒天印象材①
寒天印象材のカートリッジをシリンジにセットする。

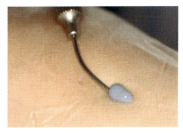

図 3-4　寒天印象材②
口腔内に注入する前に、手に少量を出し、温度、軟化度を確認する。

印象

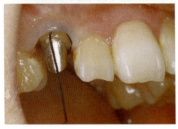
図 3-5 印象①
圧排糸をゆっくりと除去し、弱圧のエアで乾燥させる。乱雑に除去すると、歯肉からの出血を起こし印象精度が落ちるので注意する。

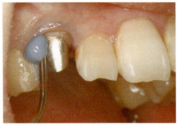
図 3-6 印象②
最も見えにくい遠心の隣接部から寒天を注入し、ゆっくりと支台歯の全周にシリンジの先端を動かしていく。

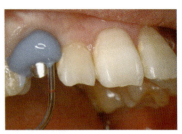
図 3-7 印象③
シリンジの先端を寒天から出さないことが気泡のない印象を採るコツである。支台歯が完全に隠れるまで寒天を注入する。隣接歯にも寒天を注入する。

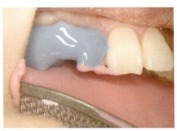
図 3-8 印象④
寒天がゾル状のうちにすばやくアルジネート印象材を挿入する。

図 3-8
寒天の量が多いほうが温度が下がりにくいのでアルジネート印象材とよくなじむ。

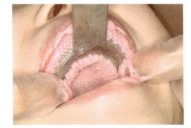
図 3-9 印象⑤
完全硬化までトレーを保持する（4分間）。

硬化時間を守ること
硬化時間：4分

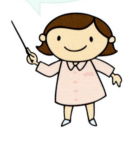

確認 → 石膏の注入

水洗後、石膏を注入する。

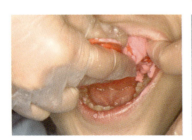
図 3-10 撤去
臼歯部に指を入れて一気に撤去する。

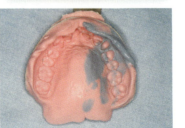
図 3-11 印象確認
気泡がないか、印象材がちぎれていないかをチェックする。

6 クラウン印象②（シリコーンゴム印象材）

ココがポイント　シリコーンゴム印象は寸法精度の高い印象を採得するうえで欠かせない材料であり、材料の特性、手技を熟知しておく必要がある。

→ 第2章1参照

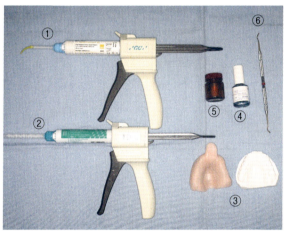

使用材料ならびに使用器具
①シリコーンゴム印象材（インジェクションタイプ）　②シリコーンゴム印象材（レギュラータイプ）　③個人トレー　④トレー接着材　⑤圧排糸　⑥ジンパッカー

図3-1　準備

圧排糸

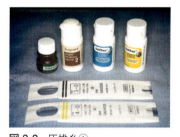

図3-2　圧排糸①
さまざまな種類の圧排糸がある。歯肉の状態、ポケットの深さなどで使い分ける。

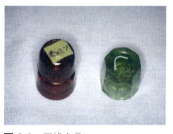

図3-3　圧排糸②
圧排糸は止血剤で湿らせておくと使用しやすい。

歯肉圧排

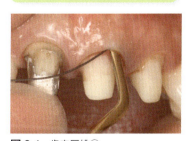

図3-4　歯肉圧排①
隣接部から歯肉を傷つけないよう圧排糸を挿入する。止血のため、浸潤麻酔をしておく。

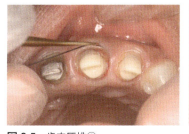

図3-5　歯肉圧排②
歯肉溝に圧排糸を滑り込ませるように挿入していく。

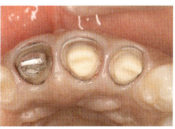

図3-6　歯肉圧排③
圧排糸を挿入したところ。

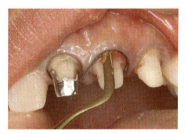

図3-7　歯肉圧排：二次圧排①
圧排糸が1本では足りない場合は圧排糸を追加して挿入する（二次圧排）。

3　使用の実際

141

接着材の塗布

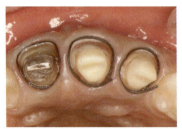

図 3-8　歯肉圧排：二次圧排②
二次圧排糸を挿入したところ。

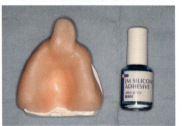

図 3-9　トレー接着材①
左：個人トレー　右：接着材（JMシリコン接着材）

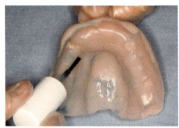

図 3-10　トレー接着材②
トレー接着材を均一に塗布し、エアで乾燥させる。トレー接着材が厚く溜まっていないことを確認する。

印象

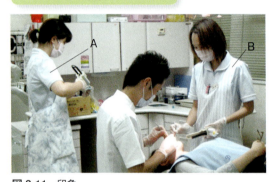

図 3-11　印象
トレーにレギュラータイプを盛る人（左：A）と、口腔内でインジェクションタイプを渡す人（右：B）の2人のアシスタントが必要となる。

> 図 3-10
> トレー内面だけではなく外側も5mm程度の幅で塗布する。外側に塗布することで、印象材がはがれるのを防ぐ。

> 図 3-14
> 口蓋部分に印象材を盛りすぎると、嘔吐の原因となるので注意する。

A　トレーの準備

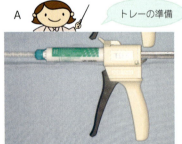

図 3-12　アシスタントA-①
トレーにはレギュラータイプを使用する。

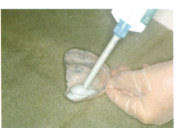

図 3-13　アシスタントA-②
気泡が入らないように慎重に注入する。

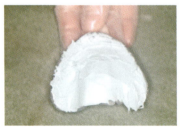

図 3-14　アシスタントA-③
スパチュラで印象材を滑らかに盛る。滑らかにした状態で手渡す（図3-19へ）。

B　　　　　　　　　口腔内のアシスト

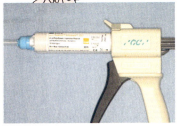

図 3-15　アシスタント B-①
支台歯にはインジェクションタイプを使用する。

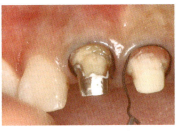

図 3-16　アシスタント B-②
圧排糸をゆっくりと除去する。

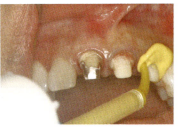

図 3-17　アシスタント B-③
エアで乾燥させ、遠心から注入する。

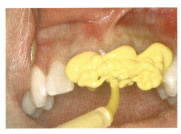

図 3-18　アシスタント B-④
支台歯全体に印象材を盛る。エアをかけて、歯肉溝の中に印象材を入れるようにするとよい。

図 3-18
＜注入時の注意点＞
・気泡が入らないようにする。
・印象材が途切れないようにする。

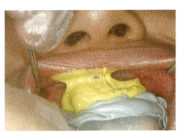

図 3-19　アシスタント B-⑤
（図3-14より）アシスタントAからトレーを受け取り、口腔内に挿入する。

保持、撤去

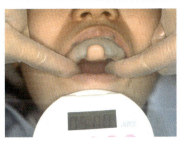

図 3-20　保持
臼歯部を指で静かに支える（5分間）。

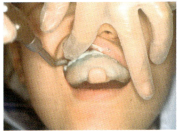

図 3-21　撤去
完全硬化確認後、臼歯部にエアを入れると撤去しやすい。トレーの柄と臼歯部の辺縁を持って一気に撤去する。

確認

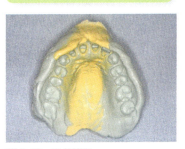

図 3-22　印象確認
気泡が入っていないこと、印象材が切れていないことを確認し、石膏を注入する。

シリコーンゴム印象材（ペーストタイプ）

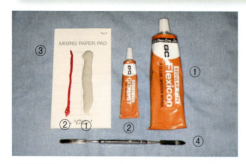

図 3-23 準備
ペースト-ペーストタイプ（フレキシコン）の場合
①ベース
②キャタリスト
③紙練板
④スパチュラ
①、②を等量紙練板に出す。

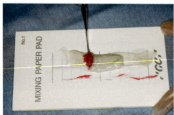

図 3-24 練和①
スパチュラを縦に使用し、キャタリストをベースと色が均一になるよう混ぜる。

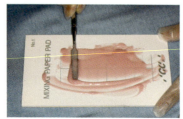

図 3-25 練和②
均一に練和した印象材を紙練板上に気泡を抜きながら広く伸ばす。プラスチックタイプのシリンジには、広げた状態から填入する。メタルタイプのシリンジには、印象材を中央に集めてスパチュラで填入する。

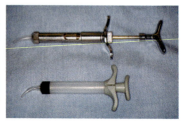

図 3-26 練和③
口腔内の細部に印象材を注入するために専用のシリンジを使用する。
上：メタルシリンジ（横穴式注入器）
下：プラスチックシリンジ

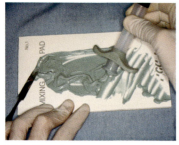

図 3-27 プラスチックシリンジの場合①
写真のようにシリンジを逆に持ち、一方向からこすり取るように、印象材をシリンジに詰める。

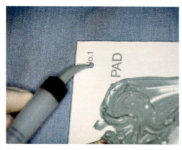

図 3-28 プラスチックシリンジの場合②
印象材を少し押し出し、先端部に気泡が入らないようにする。

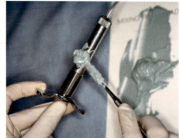

図 3-29 メタルシリンジの場合
シリンジの横に開いている填入口から、スパチュラで印象材を填入し、カバーを閉める。

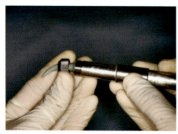

図 3-30 後片づけ①
印象材が硬化したら、シリンジから先端のチップを外し、医療廃棄物として廃棄する。

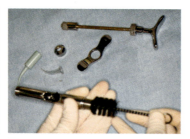

図 3-31 後片づけ②
シリンジを分解し、残った印象材をブラシでよく清掃する。印象材が付着したスパチュラは、アルコールガーゼで拭き取る。

7 クラウン印象③（パテ連合印象）

ココがポイント
シリコーンゴム印象は寸法精度の高い印象を採得するうえで欠かせない材料であり、材料の特性、手技を熟知しておく必要がある。パテタイプを使用し連合印象することで、個人トレーを作製する必要がなく、臨床では多用される。

➡ 第2章1参照

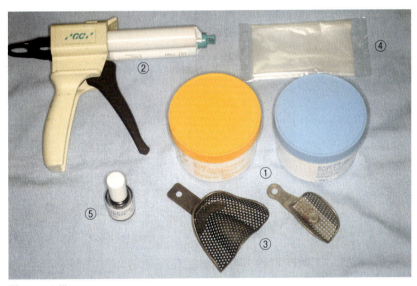

図3-1　準備

使用材料ならびに使用器具
①シリコーンゴム印象材（パテタイプ）　②シリコーンゴム印象材（インジェクションタイプ）
③既製トレー　④ポリエチレンフィルム　⑤トレー接着材

一次印象

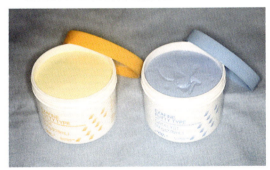

図3-2　一次印象①
パテ状タイプのシリコーンゴム印象材。

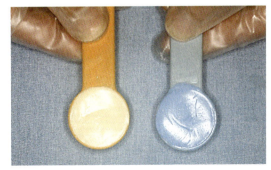

図3-3　一次印象②
ベースとキャタリストを均等に採取する。

145

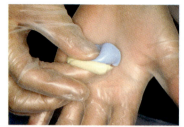
図 3-4　一次印象③
手でパテを混ぜる。固まらないように手早く練和すること。

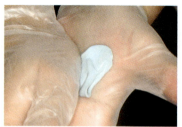
図 3-5　一次印象④
手のひらで押し潰すようにして混ぜることにより、練和のムラがなくなる。色が均一になるまで練和すること。

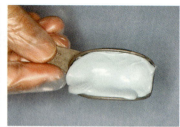
図 3-6　一次印象⑤
トレーに練和したパテを盛る。

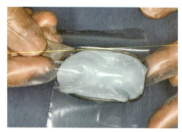
図 3-7　一次印象⑥
スペーサーとして、ポリエチレンフィルムを1枚のせる。

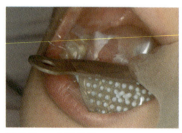
図 3-8　一次印象⑦
口腔内に挿入して、硬化するまで保持する。硬化時間を守ること。

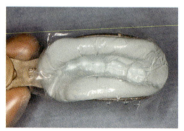
図 3-9　一次印象⑧
パテによる一次印象。パテの内部応力の開放のため、しばらく置いておく。

二次印象

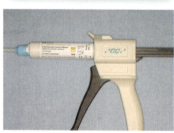
図 3-10　二次印象①
支台歯にはインジェクションタイプを使用する。

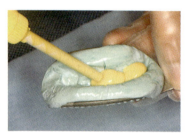
図 3-11　二次印象②
トレーにシリコーンゴム印象材を盛る。

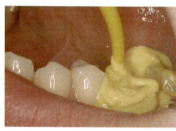
図 3-12　二次印象③
遠心から気泡が入らないように、マージン部に注入した後、支台歯全体にシリコーンを盛る。

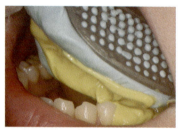
図 3-13　二次印象④
トレーを挿入する。

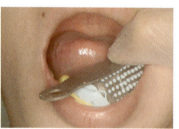
図 3-14　二次印象⑤
硬化するまで指で保持する。硬化時間を守ること。

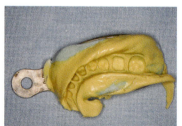
図 3-15　二次印象⑥
印象完成。弾性回復を待ってから石膏を注ぐ。

咬合採得材料（シリコーン）

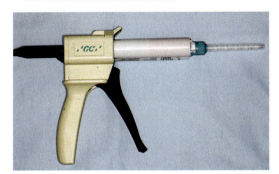

図 3-16　シリコーンバイト
専用銃に装着し使用する。

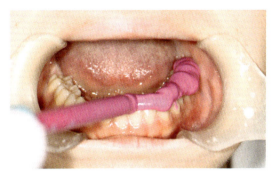

図 3-17　咬合採得①
専用銃を使用し直接咬合面に注入する。硬化時間が短いので、すばやく行う。

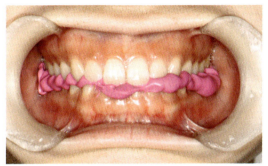

図 3-18　咬合採得②
咬頭嵌合位で咬んでもらい、完全硬化まで保持する。硬化時間はメーカーの指示を厳守する。

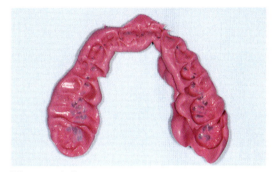

図 3-19　完成
咬合接触点はバイト材が抜けていることを確認する。

8 暫間被覆冠（プロビジョナルレストレーション）

ココがポイント　暫間被覆冠（プロビジョナルレストレーション*）とは最終補綴までの仮の修復物として審美的回復、歯髄の保護、歯の移動防止、咬合の維持などの目的で使用される。歯周組織、咬合の安定を図るうえで非常に重要な処置である。　⇒第2章5参照

プロビジョナルレストレーション
⇒巻末用語集 参照

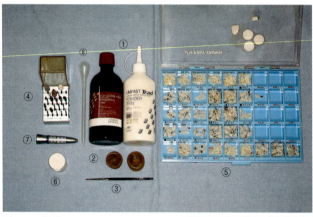

使用材料ならびに使用器具
①常温重合レジン（即時重合レジン）（ユニファストトラッド）
②ラバーカップ　③筆
④バー・ポイント類
⑤既製暫間被覆冠　⑥ワセリン
⑦ストレートハンドピース
⑧スポイト

図 3-1　準備

暫間被覆冠の作製方法。
①既製冠を使用する場合　②直接法（図3-29〜38）
③印象法（図3-39〜47）

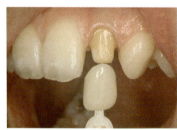

図 3-2　暫間被覆冠試適①
既製の暫間被覆冠を試適する。

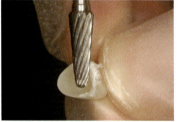

図 3-3　暫間被覆冠試適②
当たっているところを削ってサイズを調整する。

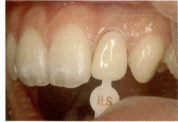

図 3-4　暫間被覆冠試適③
サイズが合うと、ぴったりと収まる。

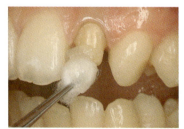

図 3-5　分離剤塗布
作製時、外しやすくなるようにワセリンなどを支台歯に塗布する。

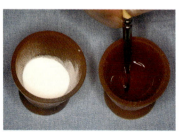

図 3-6　常温重合レジン
筆を液につける。毛先を粉につけて適量を取る。

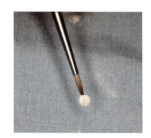

図 3-7　筆積み法
筆の先端の粉を球状にする。取り方が重要。

圧接

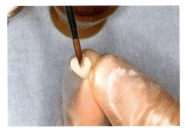

図 3-8 塡塞
既製暫間被覆冠の内面に盛る。図3-6～図3-7を手早く繰り返し暫間被覆冠いっぱいまで常温重合レジンを盛っていく。

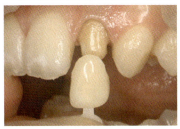

図 3-9 圧接①
圧接する。マージンラインに注意する。

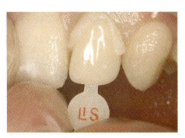

図 3-10 圧接②
余剰分がマージン部から出てくる。完全硬化前に何度か抜き差しをして外れるようにする。歯間鼓形空隙に入ったままで硬化すると外せなくなるので注意すること。

トリミング

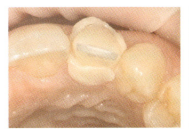

図 3-11 圧接③
全周から常温重合レジンがあふれるようにする。硬化のため、お湯に入れる場合もある。

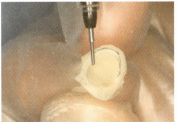

図 3-12 マージン確認
マージン*が出ていることを確認する。マージンを鉛筆で印記する。

マージン
➡ 巻末用語集 参照

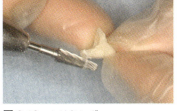

図 3-13 トリミング
大きめのバーでバリを削る。細かい部分はサンドペーパーで慎重に調整する。

咬合調整

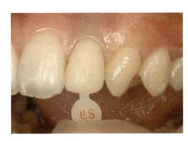

図 3-14 試適
支台歯に適合しているか確認する。

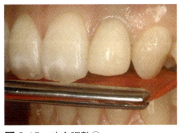

図 3-15 咬合調整①
赤の咬合紙で側方運動を印記させる。

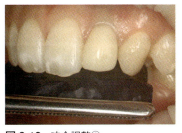

図 3-16 咬合調整②
青の咬合紙で咬頭嵌合位を印記させる。

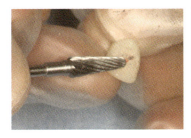

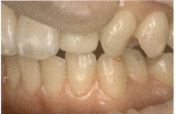

図 3-17（左） 咬合調整③
慎重に削る。

図 3-18（右） 口腔内確認
指で触れながら、タッピング（カチカチ）、グラインディング（ギシギシ）をしてもらい、暫間被覆冠が揺すられないかチェックする。

研磨		仮着

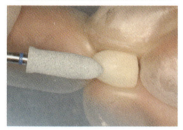

図 3-19　研磨①
シリコーンポイントで研磨する。

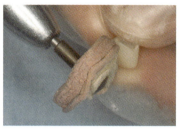

図 3-20　研磨②
鹿皮ホイールとテルキジン（エイカン歯材）でつや出し、研磨する。

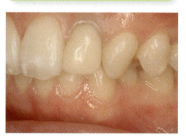

図 3-21　試適
暫間被覆冠を仮着。

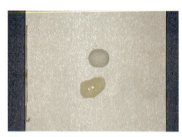

図 3-22　仮着用セメント
指定の粉液比になるように計量し、均一に練和する。

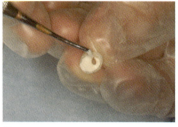

図 3-23　仮着用セメント填入
暫間被覆冠内面に1層塗布する。

図 3-23
厚くなりすぎると暫間被覆冠が浮く原因となる。

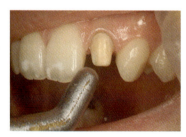

図 3-24　乾燥
エアで乾燥させる。

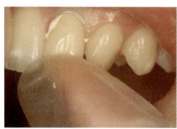

図 3-25　仮着
仮着セメントを暫間被覆冠内面に入れ、圧接する。

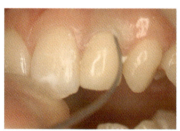

図 3-26　余剰セメント除去①
余剰セメントを除去する。

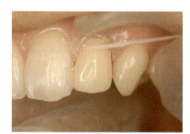

図 3-27　余剰セメント除去②
歯間部はフロスで除去する。

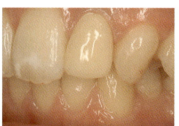

図 3-28　終了。

直接法

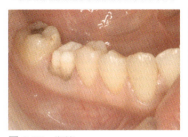

図 3-29 術前
支台歯にワセリンを塗布し、支台歯と常温重合レジンがくっつかないようにする。

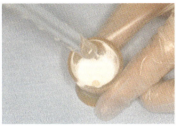

図 3-30 練和①
粉と液をラバーカップに採取する。

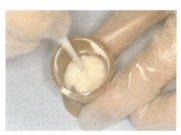

図 3-31 練和②
スパチュラで手早く練和する。

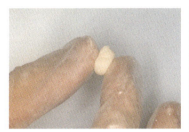

図 3-32 練和③
指でつまめる程度の硬さ（餅状）になるまで練和する。

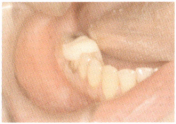

図 3-33 圧接①
支台歯に圧接し、形態を整える。

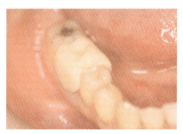

図 3-34 圧接②
完全硬化前に咬合させ、対合歯の咬合面を印記する。

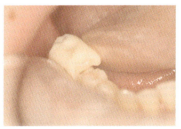

図 3-35 圧接③
完全硬化前に何度か抜き差しをして外れるようにする。歯間鼓形空隙に入ったままで硬化すると外せなくなる。

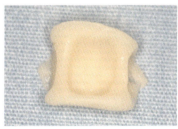

図 3-36 確認
マージンが印記されていることを確認する。

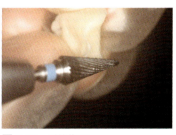

図 3-37 形態修正
カーバイドバーで形態修正する。

咬合調整 → 完成

咬合調整から仮着までは p.149、150 参照。

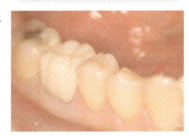

図 3-38 終了。

印象法

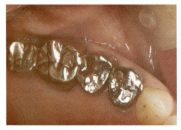

図 3-39　術前
<u>567</u>クラウンを除去し、暫間被覆冠を作製する（ミラー写真）。

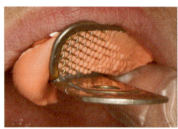

図 3-40　印象①
クラウンの印象採得を行う。

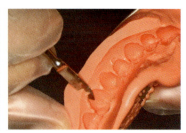

図 3-41　印象②
ナイフで印象材をトリミングして、常温重合レジンの通路を確保する。

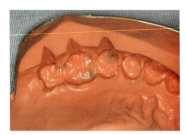

図 3-42　印象③
トリミング後の印象内面。

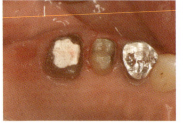

図 3-43　クラウン除去
クラウンを除去し、概形成する。

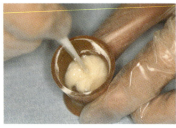

図 3-44　練和①
常温重合レジンをラバーカップで練和する。

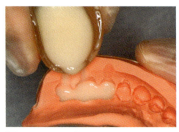

図 3-45　練和②
最初に採得した印象の暫間被覆冠を作製する部分に、練和した常温重合レジンを流し込む。

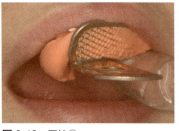

図 3-46　圧接①
常温重合レジンが重合する間、口腔内に印象を保持する。完全硬化前に何度か抜き差しをして外れるようにする。歯間鼓形空隙に入ったままで硬化すると、外せなくなる。

図 3-44

流し込みやすいように液を多めにすると良い。

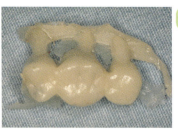

図 3-47　暫間被覆冠
術前に入っていたクラウンと同じ形の暫間被覆冠ができる。

トリミング　→　仮着

9 セラミック修復

> **ココがポイント**
> オールセラミッククラウンは、金属を全く使用しない歯冠修復処置であり、審美性の高い治療を行うことができる。
>
> 🔜 第 2 章 6 参照

術前

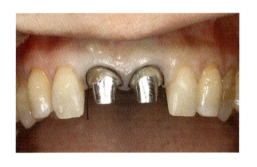

図 3-1　術前
支台歯形成し、通法にしたがって印象採得、咬合採得を行う。

コーピング

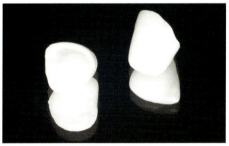

図 3-2　ジルコニアコーピング（p.98 参照）
模型上で作製されたジルコニアコーピング。

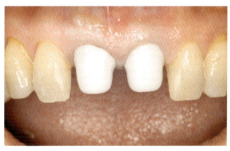

図 3-3　試適
コーピングを試適し、適合をチェックする。

クラウン

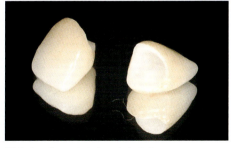

図 3-4　オールセラミッククラウン
コーピングに陶材を焼成し、クラウンを完成する。

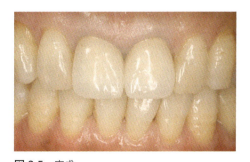

図 3-5　完成
クラウンを装着する（p.156〜158参照）。

10 乳歯冠

ココがポイント　歯冠が崩壊した乳歯では、既製の金属冠を調整し、直接歯冠修復を行い、咬合を回復する。

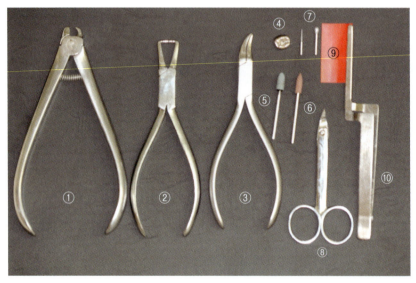

図 3-1　準備

使用材料ならびに使用器具

①ムシャーンのプライヤー　②咬合面調整鉗子　③ゴードンのプライヤー　④乳歯冠
⑤カーボランダムポイント　⑥シリコーンポイント　⑦ダイヤモンドバー　⑧金冠ばさみ
⑨咬合紙　⑩咬合紙ホルダー

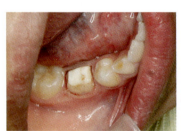

図 3-2　術前
支台歯形成を行う。

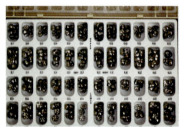

図 3-3　乳歯冠
歯のサイズに合わせて、最適な乳歯冠を選択する。

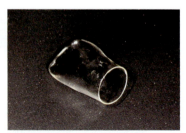

図 3-4　クラウンフォーマー
歯冠の崩壊した乳前歯の修復に使用する。

154

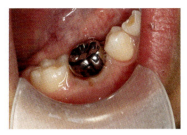
図3-5 試適
近遠心、頬舌幅径に合わせて乳歯冠を選択する。

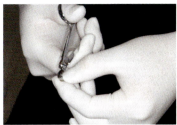
図3-6
金冠ばさみで過長分を切断し、サイズを調整する。

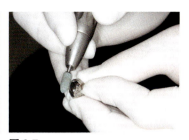
図3-7
カーボランダムポイントで鋭縁を研磨する。

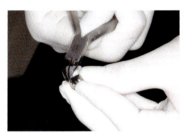
図3-8
ゴードンプライヤーで支台歯とマージンを適合させる。

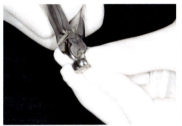
図3-9
ムシャーンのプライヤーでマージンをより緊密に適合させる。

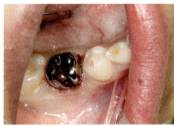
図3-10 咬合調整
咬合紙を使用し、過高部を印記する。

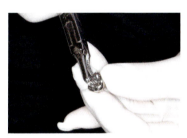
図3-11
咬合面鉗子で過高部を窪ませて咬合調整する。

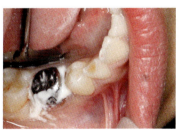
図3-12 装着
乳歯冠と支台歯の間は間隙があるため、十分な量のセメントを使用する。セメントの溢出を確認する。

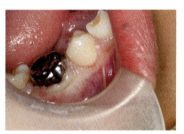
図3-13 完成
セメントを除去し完成。

クラウンフォーマー

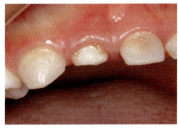
図3-14 術前
歯冠の崩壊した乳前歯はクラウンフォーマーを用い、審美、機能の回復を行う。

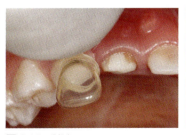
図3-15 試適
適切なサイズのクラウンフォーマーを選択し、内部にコンポジットレジンを充填する。

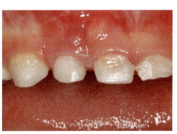
図3-16 完成
形態修正、研磨し終了。

11 合着

ココがポイント　補綴装置が口腔内に装着され、長期にわたり良好に機能するためには、生体と調和した補綴装置でなければならない。そのため、クラウンの装着は正確に行う必要がある。

→ 第2章3参照

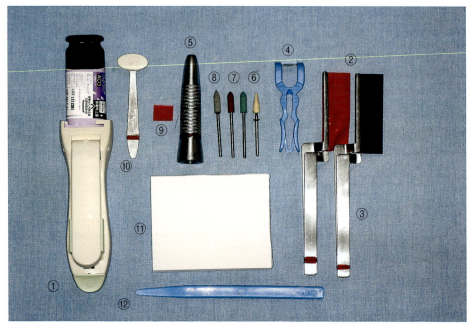

図3-1　準備

使用材料ならびに使用器具

①セメント（G-ルーティング）　②咬合紙（青・赤）　③咬合紙ホルダー　④コンタクトゲージ（50μm）　⑤ストレートハンドピース　⑥ペーパーコーン　⑦研磨用バー（茶シリコーンポイント、緑シリコーンポイント）　⑧カーボランダムポイント　⑨ワックス　⑩インレーセッター　⑪紙練板　⑫プラスチックスパチュラ

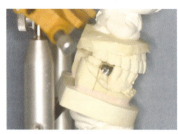

図3-2　補綴装置の完成

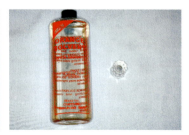

図3-3　セメント溶解剤（オレンジソルベント）
仮着材を溶解させる作用をもつ。

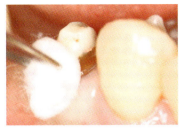

図 3-4
暫間被覆冠を撤去し、支台歯に残っている仮着材を探針などで除去する。探針で取りきれない余剰セメントはオレンジソルベントを含ませた綿球で拭い、溶解させる。

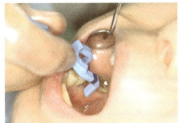

図 3-5 コンタクトの確認
コンタクトゲージを使用し、コンタクトを調整していく。50μmが入り、110μmが入らないコンタクトが標準とされる。

咬合調整

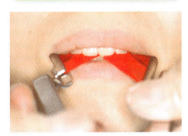

図 3-6 咬合調整①
咬合紙で印記する。

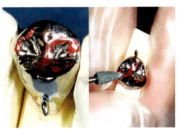

図 3-7 咬合調整②
咬合が高いと、このように真ん中が抜けてしまう（左）。カーボランダムポイントなどで調整する（右）。

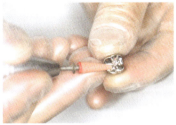

図 3-8 咬合調整③
目が細かいペーパーコーン。図3-6〜3-8を繰り返し調整していく。

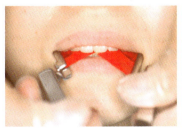

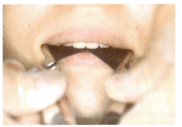

図 3-9 側方運動の確認
赤（左）と青（右）の咬合紙を使用して、咬頭嵌合位＊と側方運動時の干渉の違いを確認する。

図 3-8

ペーパーコーンを使用し、削りすぎないように注意する。

咬頭嵌合位
🔵 巻末用語集 参照

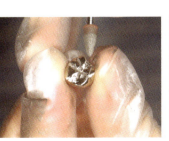

図 3-10 粗研磨
調整による傷をなくすように茶シリコーンポイントで研磨する。

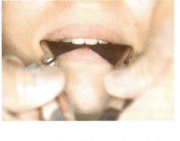

図 3-11 仕上げ研磨
緑シリコーンポイントで仕上げ研磨する。

図 3-11

研磨時、熱が出るので注意する。

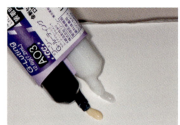

図3-12 適量のセメントを出す

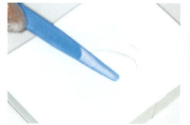

図3-13 セメント練和

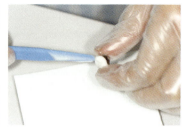

図3-14
クラウン内面にセメントを填入する。

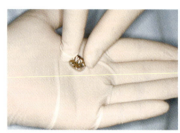

図3-15 クラウンの渡し方
セメント填入後、クラウンを渡すときは、術者が取りやすいよう、手のひらに置いて渡す。

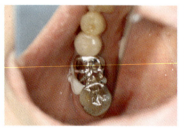

図3-16 クラウンの装着
支台歯を完全に防湿してからクラウンを装着する。

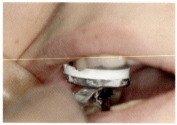

図3-17 圧接
インレーセッターなどを使用し、確実に装着する。

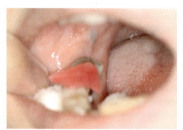

図3-18 浮き上がり防止
硬化中、軟化させたワックスなどを咬んでもらい維持する。初期硬化を待つ。使用するセメントにはそれぞれ初期硬化時間が決められている。

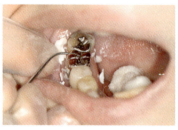

図3-19 余剰セメントの除去
探針やフロスを使用し、余剰セメントを除去する。

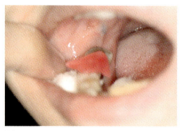

図3-20 完全硬化待ち
完全硬化するまで待つ。咬合紙で最終確認する。

Clinical One Point

テンポラリーセメント

テンポラリーセメントに含まれるユージノール成分は、レジン系セメントの硬化を阻害する。そのため、テンポラリーセメントは確実に除去しなくてはならない。

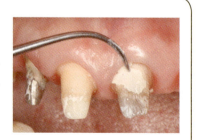

12 予備印象

| ココがポイント | 義歯の精密印象に使用する個人トレーを作製するための印象である。正確な個人トレーを作製するためには、予備印象で過不足なく印象が採れている必要がある。 |

➡ 第2章1参照

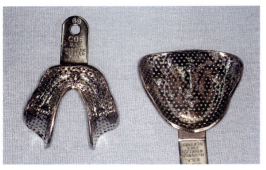

図 3-1　準備
無歯顎用のトレーを使用する。

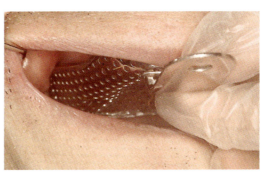

図 3-2　試適
トレーのサイズが顎堤と合っているか確認する。

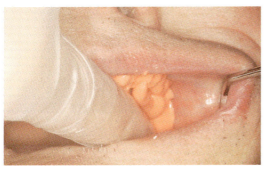

図 3-3　印象①
上顎結節部などの印象材が入りにくい部分に、先に指で印象材を塗りつけておく。

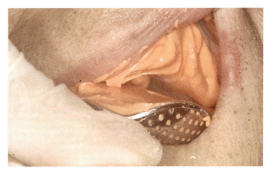

図 3-4　印象②
後方から前方に、印象材をあふれさせるようにして圧接していく。

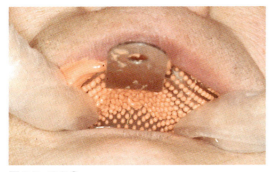

図 3-5　印象③

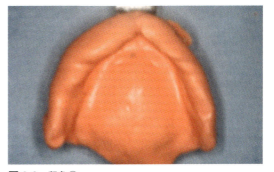

図 3-6　印象④
過不足なく印象が採れていることを確認する。これから模型を作り、個人トレーを作製する。

13 義歯印象①

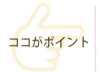
ココがポイント　正確な印象採得をするには、印象材の諸性質を熟知することが必要である。

→ 第2章1参照

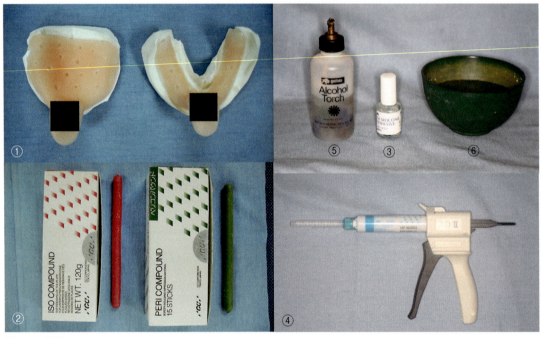

図3-1　準備

使用材料ならびに使用器具

①個人トレー　②トレーコンパウンド（左：イソコンパウンド、右：ペリコンパウンド）　③トレー接着材　④シリコーンゴム印象材　⑤アルコールトーチ　⑥お湯を入れたラバーボウル

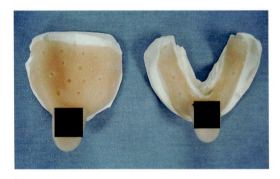

図3-2　術前
個人トレーを作製する（p.133、134参照）。

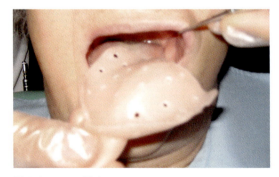

図3-3　トレー試適
辺縁の長さ、形態をチェックする。

筋形成

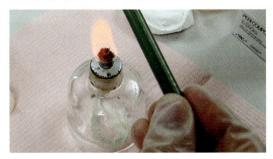

図 3-4　筋形成①
ペリコンパウンドをアルコールランプで軟化する。

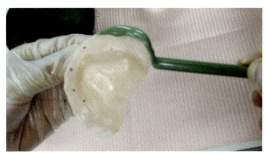

図 3-5　筋形成②
軟化したペリコンパウンドを個人トレーの辺縁に盛っていく。

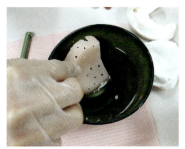

図 3-6　筋形成③
規定の温度のお湯につけて、ペリコンパウンドの軟性を調節する。

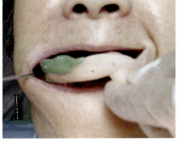

図 3-7　筋形成④
口唇に当たってペリコンパウンドが変形しないよう注意して口腔内に挿入する。頰粘膜を引っ張り、歯肉頰移行部をペリコンパウンドに印記する。

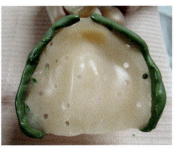

図 3-8　筋形成⑤
図3-4〜3-7を繰り返し、全体の筋形成をする。

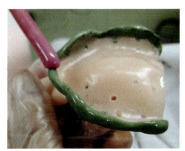

図 3-9　筋形成⑥
小帯部はイソコンパウンドで形成する。

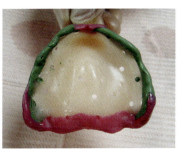

図 3-10　筋形成⑦
筋形成が終了したところ。

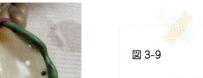

図 3-9
イソコンパウンドは軟らかいため、小帯の形成に適している。

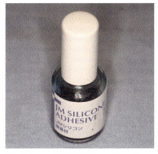

図 3-11　接着材①（JMシリコン接着材）

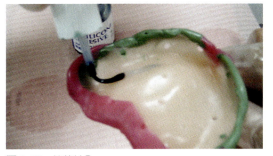

図 3-12　接着材②
シリコーンゴム印象材の接着材を塗布する。

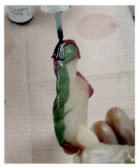
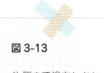
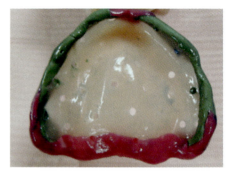

図 3-13 接着材③
辺縁を超えて外側まで接着材を塗布する。

図 3-13
外側まで塗布しないと、あふれた印象材がはがれてしまう。

図 3-14 接着材④
均一になるようにエアで乾燥させる。

印象

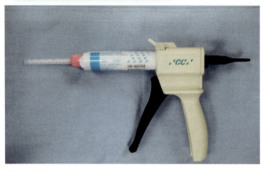
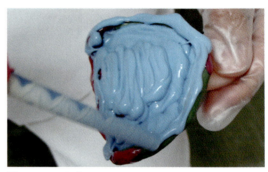

図 3-15 印象①
シリコーンゴム印象材で印象する。

図 3-16 印象②
トレーの内面に辺縁の外側まで印象材を注入する。

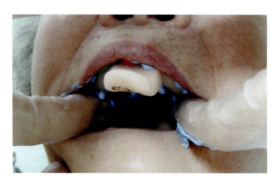
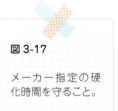

図 3-17 印象③
筋形成を行い、硬化するまで静かに固定しておく。

図 3-17
メーカー指定の硬化時間を守ること。

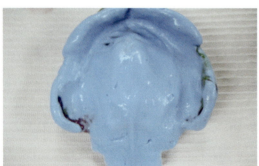

図 3-18 印象④
印象完成。 石膏注入

162

14 義歯印象②（コンパウンドを使用しての印象）

> **ココがポイント** 熱可塑性非弾性印象材のため、全部床義歯に用いられる。
>
> 第2章1参照

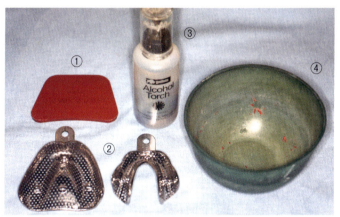

図3-1 準備

使用材料ならびに使用器具

①コンパウンド
②無歯顎用既製トレー
③アルコールトーチ
④お湯を入れたラバーボウル

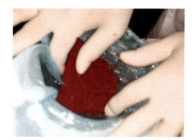

図3-2
60℃くらいのお湯でコンパウンドを加熱し、軟化する。

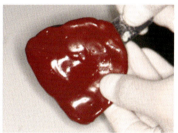

図3-3
軟化したコンパウンドをトレーに盛る。

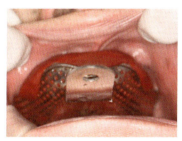

図3-4
口腔内に入れ、印象、筋形成を行う。

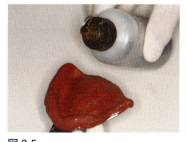

図3-5
アルコールトーチで再度軟化し、印象の過不足部分を修正する。

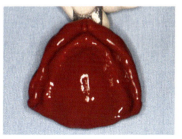

図3-6
完成。石膏を注ぎ、模型を作製する。

15 義歯咬合採得

> **ココがポイント** 咬合採得とは、印象採得で作製した上下顎の模型を咬合器に装着するための処置である。

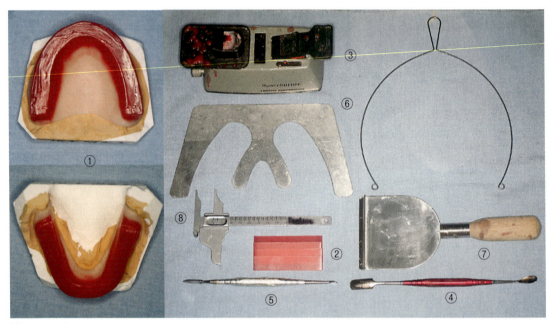

図 3-1 準備

使用材料ならびに使用器具

①咬合床　②パラフィンワックス　③ガスバーナー　④ワックススパチュラ
⑤エバンス　⑥咬合平面板　⑦ホットプレート　⑧ノギス

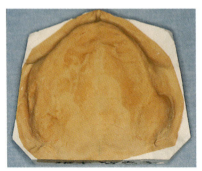 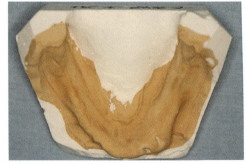

図 3-2 模型
印象採得により作製された上下顎の模型（左：上顎、右：下顎）。

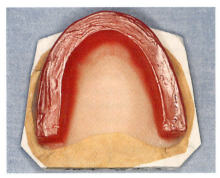
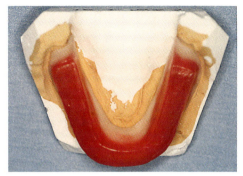

図 3-3　咬合床
トレー用レジンの基礎床とパラフィンワックスのろう堤。

咬合採得

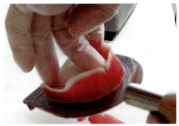

図 3-4　咬合採得①
上顎の咬合床をホットプレートで軟化し、咬合平面を調整する。

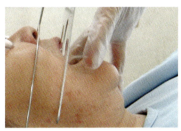

図 3-5　咬合採得②
咬合平面板がカンペル平面*と平行になるように調整する。

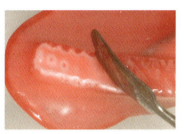

図 3-6　咬合採得③
ワックススパチュラで下顎のろう堤を軟化する。

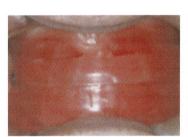

図 3-7　咬合採得④
軟化した咬合床を口腔内に挿入し、咬合採得を行う。

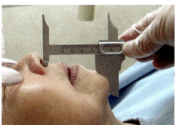

図 3-8　咬合採得⑤
咬合高径*が適正であるかチェックする。

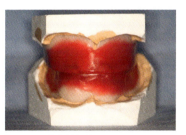

図 3-9　咬合採得⑥
咬合採得が完了した上下顎模型。上顎に対する下顎の模型の位置が決定する。

カンペル平面、咬合高径
巻末用語集 参照

3　使用の実際

ゴシックアーチ描記法

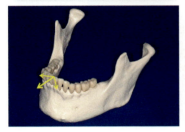

図 3-10
下顎位・運動を評価する方法の一つ。ゴシックアーチ描記法は下顎の後方位（出発点）から左右側方運動（終末点）によって描かれる運動路。この線の長さ、形により水平運動の左右対称性等を診査する。

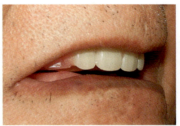

図 3-11
上下咬合床の吸着度を確認する。

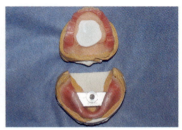

図 3-12
上顎に描記板、下顎に描記針を咬合床にシリコン印象材で固定する。

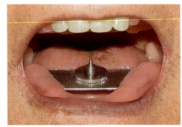

図 3-13
上下装置の適合を確認し、タッピングの後、下顎運動を行ってもらう。

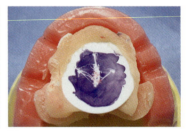

図 3-14
上顎の描記板に描記されたゴシックアーチについて、前後左右の偏りの度合い等を診断する。

コラム：咬合器について

　咬合器とは、咬合の診査や補綴装置の作製を目的としてさまざまな顎運動を再現する装置のことである。咬合器上で生体の上顎にあたる部分を上弓、下顎にあたる部分を下弓といい、顎関節にあたる部分を顆頭球と呼ぶ。

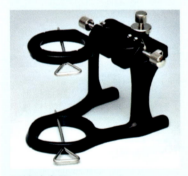

平線咬合器
単純な開閉運動しかできないため、咬頭嵌合位でのみ再現できる。咬合の診査に用いることは全くできない。
→使用例：インレー

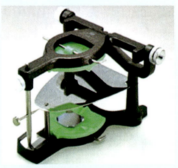

平均値咬合器
平均的な顎の動きを模倣する。正確な咬合の診査には使用できないが、一般の補綴装置作製には使用される。
→使用例：クラウン

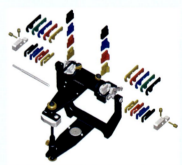

半調節性咬合器
全調節性咬合器ほど再現可能ではないものの、さまざまな調節をすることができる咬合器であり、比較的精度の高い補綴装置を作製することができる。また、咬合の診査にも有用である。
→使用例：多数歯欠損

16 フェイスボウトランスファー

> **ココがポイント**　フェイスボウトランスファーとは、骨格に対する上顎の位置を咬合器に再現する処置であり、生体に調和した咬合を再構成するのに欠かせないものである。

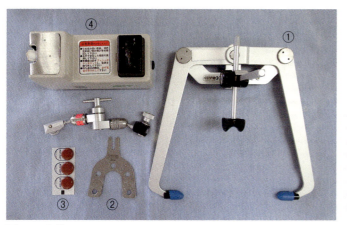

使用材料ならびに使用器具
① フェイスボウ
② バイトフォーク
③ バイトタブ
④ ガスバーナー

図 3-1　準備

セッティング

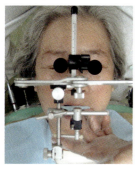

図 3-2　セッティング①
フェイスボウを正面からみて瞳孔線と平行になるようにセッティングする。

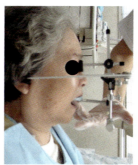

図 3-3　セッティング②
横からみてフランクフルト平面*と平行になるようにセッティングする。

フランクフルト平面
🔗 巻末用語集 参照

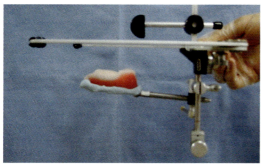

図 3-4　フェイスボウトランスファー①
取り外したフェイスボウ。骨格と上顎の関係が記録されている。

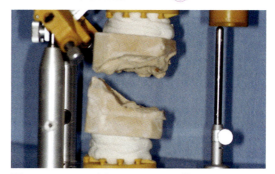

図 3-5　フェイスボウトランスファー②
咬合器に装着された模型。フェイスボウで記録した骨格と上顎の関係をそのまま咬合器に再現することができる。

3 使用の実際

17 ろう義歯試適

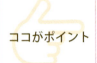

ココがポイント ろう義歯試適とは、パラフィンワックスで人工歯が配列されたろう義歯を、完成前に口腔内に試適し、咬合、審美、発音、舌房などのチェックを行うことである。

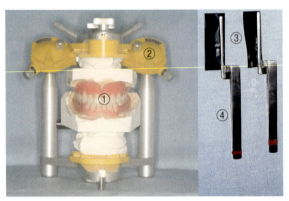

使用材料ならびに使用器具
① ろう義歯
② 咬合器（半調整性咬合器）
③ 咬合紙
④ 咬合紙ホルダー

図3-1　準備

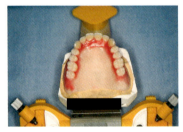

図3-2　ろう義歯試適
パラフィンワックスで人工歯が配列されている。

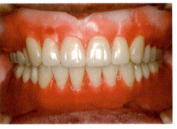

図3-3　口腔内試適
咬合、審美、発音、舌房などのチェックを行う。

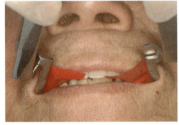

図3-4
不具合があるようであれば、ワックスを軟化し、調整する。大きな調整が必要な場合は、咬合採得のやり直しを行う。

Coffee Break　ワックスは繊細!?

診療室で頻繁に用いられるパラフィンワックスは、歯科材料のなかで最も膨収縮の大きな材料である。咬合採得に使用する場合、口腔外で溶かして口腔内で固める際に、十分に硬化を待たないと、咬合高径の違った補綴装置ができあがり、咬合調整に多大な時間が取られることになる。ワックスは硬化が見た目ではわからないので、注意を要する材料である。

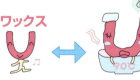

18 義歯装着

ココがポイント　完成した義歯を口腔内に装着し、ストレートハンドピース、カーボランダムポイントなどを使用して最終調整をする。加えて、義歯の取り扱いを指導する。

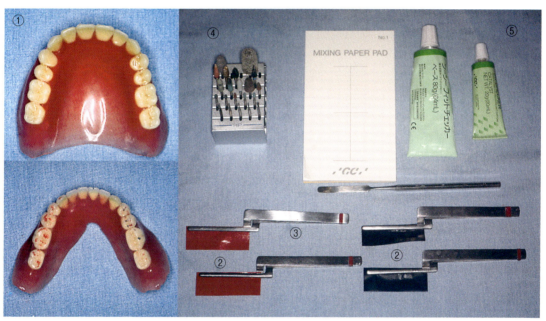

図 3-1　準備

使用材料ならびに使用器具

①義歯　②咬合紙（青・赤）　③咬合紙ホルダー　④各種バー　⑤フィットチェッカー

最終調整

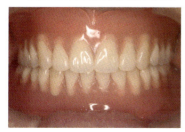

図 3-2　義歯完成
口腔内に装着したところ。

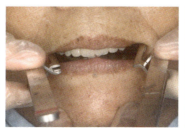

図 3-3　咬合調整①
咬合紙で、側方運動と咬頭嵌合位の印記をする。

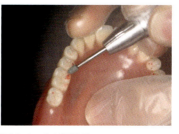

図 3-4　咬合調整②
早期接触部や側方干渉を削合し、調整する。

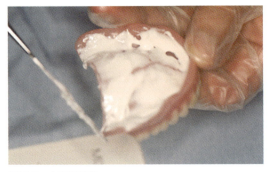

図 3-5　内面調整①
義歯適合試験材（フィットチェッカー）で内面の適合をチェックする（p.174参照）。

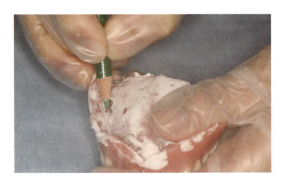

図 3-6　内面調整②
強く当たっているところを鉛筆でマークし、削合する。

完成

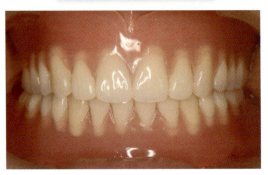

図 3-7　完成
義歯完成。義歯使用の際の注意事項を伝えて終了。翌日来院してもらい、調整を行う。

取り扱いの指導

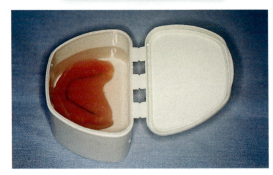

図 3-8　義歯の保管
義歯を使用しないときは、専用の容器に入れ、水中に保管すること。

図 3-9　注意事項
義歯を使用する際の注意事項が書かれた紙を渡すと良い。

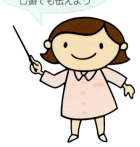

注意書きを渡すだけでなく、患者に合った注意事項を口頭でも伝えよう

170

19 リライン

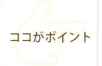

ココがポイント

リラインとは、不適合となった義歯内面に新たにリライン用レジンを追加し、義歯内面の再適合を行うことである。
現在、硬質リライン材と軟質リライン材があり、臨床現場では症例によって使い分けされている。
リベースとは義歯床すべてを新しいレジンで置き換える技工操作であるが、臨床ではリラインと同様の意味で使用されることが多い。

■ 硬質リライン材の場合 ■

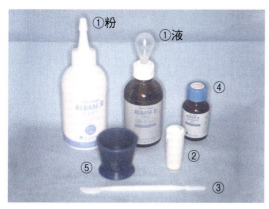

使用材料ならびに使用器具

①硬質リライン材（粉・液）
　（トクヤマリベースⅡ〈トクヤマデンタル〉）
②計量カップ
③スパチュラ
④接着材
⑤ラバーカップ

図 3-1　準備

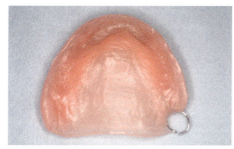

図 3-2　義歯床粘膜面の確認

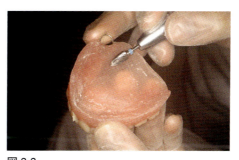

図 3-3
義歯内面を1層削除し、リライン材が接着しやすいようにする。

リライン材の塗布

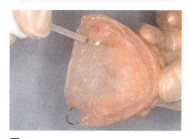

図 3-4
義歯内面に接着材を塗布する。

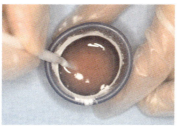

図 3-5　混和
ラバーカップに粉、液を計量し混和する。

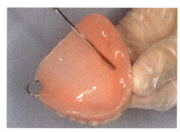

図 3-6　盛り上げ

3 使用の実際

171

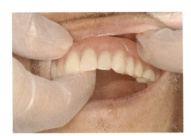
図 3-7
速やかに口腔内へ。

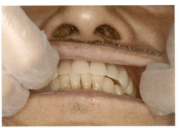
図 3-8
「イー」「ウー」などの発音をさせたり、機能的運動をさせる。その後5分間咬んだまま硬化を待つ。

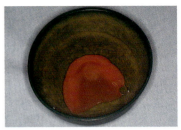
図 3-9　硬化促進
硬化促進剤を入れた水に浸し、完全に硬化させる。

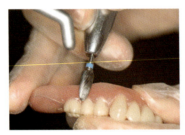
図 3-10
不必要な部分を削除する。切削中はスリーウェイシリンジのエアで切削片を吹き飛ばすと良い。

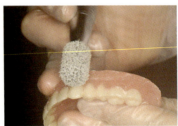
図 3-11　研磨

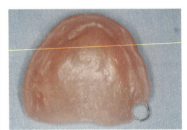
図 3-12　完成

軟質リライン材の場合

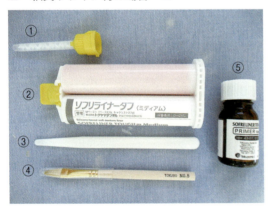

使用材料ならびに使用器具
①ミキシングチップ
②軟性リライン材（ペーストタイプ）
　（ソフリライナータフ〈ミディアム〉
　〈トクヤマデンタル〉）
③スパチュラ
④筆
⑤接着材

図 3-13　準備

直接法と間接法

・直接法
　　常温重合レジン（即時重合レジン）を用いて、直接患者の口腔内で行う方法であり、即日に完了する（図3-2〜12を参照）。
・間接法
　1．使用している義歯の内面に印象材を流し、咬合圧によって印象採得し、義歯を預かる。
　2．歯科技工所にて印象材を加熱重合レジンに置き換える。
　3．後日、義歯を返却する。

20 ティッシュコンディショニング

ココがポイント　ティッシュコンディショニングとは、義歯内面に粘膜調整材を引き、不適合な義歯により炎症を起こした粘膜の治癒を図る処置である。

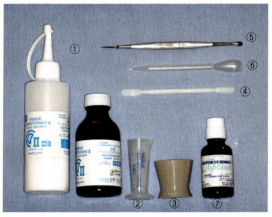

図 3-1　準備

使用材料ならびに使用器具
① ティッシュコンディショナー（松風ティッシュコンディショナー Ⅱ）
② 計量カップ
③ ラバーカップ
④ スパチュラ
⑤ エバンス
⑥ スポイト
⑦ 表面保護材（トップコート）

ティッシュコンディショナー

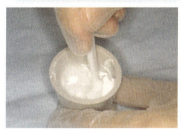

図 3-2　混和
義歯床粘膜面の確認後、ラバーカップに粉、液を出し、混和する。糸を引く程度の粘度に調整する。

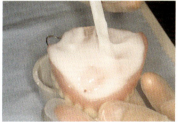

図 3-3　盛り上げ
まんべんなく盛り上げる。

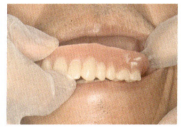

図 3-4　速やかに口腔内へ入れ、圧接する。

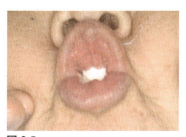

図 3-5
「イー」「ウー」などの発音をさせたり、機能的運動をさせる。その後5分間咬んだまま硬化を待つ。

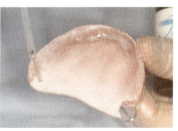

図 3-6　表面保護材塗布
不必要なところは切除した後、表面保護材を塗布する。

硬化促進・完成

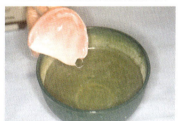

図 3-7　硬化促進
45～50℃前後のお湯に10分間、浸漬する。10分水洗し、冷却し、完成。

21 義歯適合試験材①（フィットチェッカー）

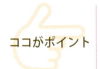
ココがポイント　フィットチェッカーは、義歯の内面調整、クラウンの適合性の確認などの目的で使用される材料である。

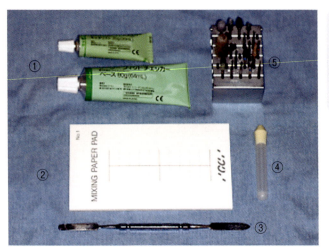

使用材料ならびに使用器具
①フィットチェッカー　②紙練板
③スパチュラ　④遅延剤
⑤バー・ポイント類

Memo
遅延剤を数滴加えることで、作業時間の延長と流動性の増加を図ることができる。

図 3-1　準備

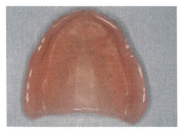

図 3-2　内面調整
咬合調整終了後、内面調整を行う。

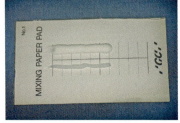

図 3-3　フィットチェッカー
フィットチェッカーのベースとキャタリストを等長出す。上：ベース　下：キャタリスト

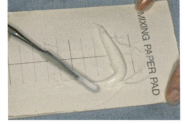

図 3-4　練和
金属スパチュラで均一に練和する。

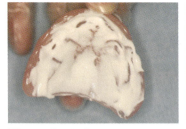

図 3-5　盛り上げ
義歯内面に均一に盛るように注意する。硬化が早いので操作時間を守る。

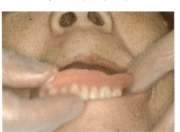

図 3-6　挿入
口腔内に挿入する。口唇を引っ張りすぎないように、回転させながら挿入する。硬化するまで3分間咬んでもらう。

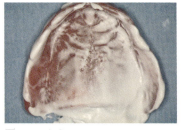

図 3-7　完成
口腔内から取り出し、内面をチェックする。義歯が強く当たってフィットチェッカーが抜けているところがあれば削合して調整する（p.170参照）。

22 義歯適合試験材②(PIP)

> **ココがポイント**　ペースト状の粘膜適合試験材で、フィットチェッカーと違い、硬化しない。塗布して使用するため、重ね塗りが可能である。

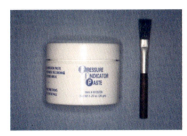

図 3-1　PIP ①
ペースト状の粘膜適合試験材で、義歯粘膜面の調整に使用する。

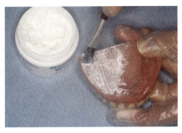

図 3-2　PIP ②
粘膜面をエアで乾かし、PIPを内面に塗布する。

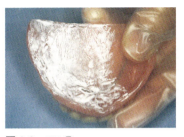

図 3-3　PIP ③
PIPを塗布した状態。適合を確認したい部位に塗布する。

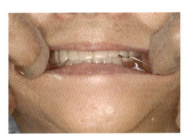

図 3-4　PIP ④
口腔内に挿入し、咬んでもらう。

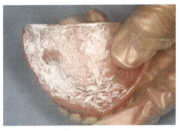

図 3-5　PIP ⑤
義歯が強く接触する部位は、PIPの刷毛目がこすれて消える。

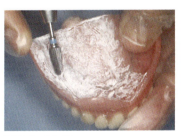

図 3-6　PIP ⑥
義歯が強く接触する部位をカーバイドバーで削除する。削除した部分に、PIPを再度塗布して、適合を確認する。

23 義歯適合試験材③（デンフィットS）

ココがポイント　ペースト状の粘膜適合試験材で、潰瘍部に塗布して使用する。

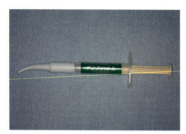

図 3-1　デンフィットS①
義歯粘膜面の調整に使用する。ペースト状の粘膜適合試験材である。

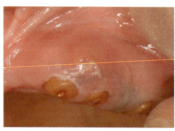

図 3-2　デンフィットS②
義歯内面が不適合であるため、粘膜に潰瘍ができている。

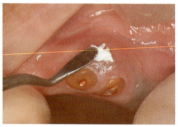

図 3-3　デンフィットS③
デンフィットを充填器に採取し、潰瘍部に塗布する。

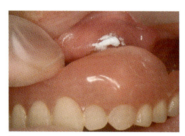

図 3-4　デンフィットS④
義歯を装着し、圧接する。

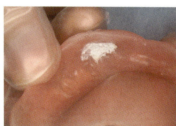

図 3-5　デンフィットS⑤
潰瘍の原因となっている義歯の不適合部分が印記される。

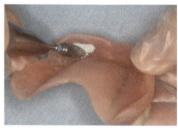

図 3-6　デンフィットS⑥
不適合部分をカーバイドバーで削除する。

Ⅲ. 口腔外科

1 縫合糸

> **ココがポイント**　縫合糸は①針の形状、②糸の太さ、③素材で種類が分かれており、用途によって使い分けられている。

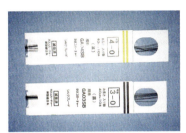

図 3-1　縫合糸
上：絹糸、太さ（4-0）
下：絹糸、太さ（3-0）

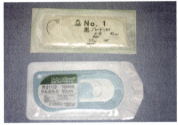

図 3-2　針つき縫合糸
上：絹糸
下：ナイロン糸

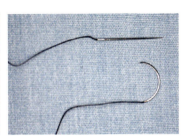

図 3-3　針の種類
上：直針
下：曲針

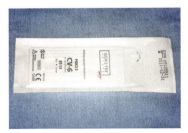

図 3-4　縫合糸の種類
商品例：ゴアテックス

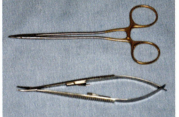

図 3-5　持針器の種類
上：ヘガール型持針器
下：カストロビージョ型持針器

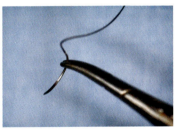

図 3-6　持針器の使用法
使用するときは、写真のように針の先端から2/3ぐらいの位置を持針器で把持し、歯科医師に渡す。

縫合糸

	素材	利点	欠点
絹糸	絹の編み糸	結びやすく、ほどけにくい 安価	編み糸のため、汚れやすく、組織反応が強い
ナイロン糸	ナイロン	単糸のため表面が汚れにくく、組織反応が少ない	結紮が緩みやすい
合成性糸（ゴアテックス）	ポリテトラフルオロエチレン	組織反応が少ない 柔軟で操作性が良い 歯周組織再生療法などで使われる	高価

縫合糸の太さ
（1-0）から（10-0）まであり、番号が大きいほうが細い。歯科では（3-0）と（4-0）が使用されるが、歯周形成外科においては（5-0）や（6-0）が使用されることもある。

糸の種類
・縫合糸：針に糸を通して使用する。
・針つき縫合糸：糸の先端に針がついている。

2 止血剤

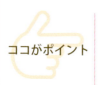

ココがポイント　さまざまな種類の止血剤があり、用途によって使い分けられる。

ボスミン

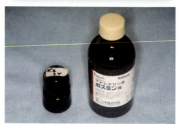

図 3-1　ボスミン液
成分：エピネフリン
使用法：ガーゼに浸漬させて使用する。

スポンゼル

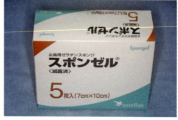

図 3-2　スポンゼル
成分：ゼラチンスポンジ
使用法：出血箇所に直接栓塞して使用する。

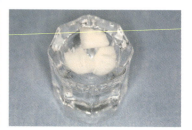

図 3-3
スポンゼルは適当な大きさのブロックに切断して使用する。

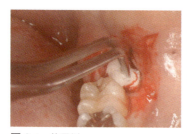

図 3-4　使用例
抜歯窩にスポンゼルを直接入れる。縫合する場合もある。

アビテン

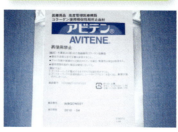

図 3-5　アビテン①
成分：微繊維性コラーゲン、塩基酸
使用法：出血箇所に直接栓塞して使用する。

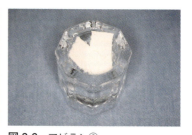

図 3-6　アビテン②
適当な大きさのブロックに切断して使用する。

テルプラグ

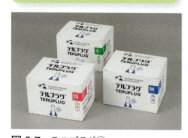

図 3-7　テルプラグ①
成分：ウシ由来真皮コラーゲン
使用法：抜歯窩等に充填し、ガーゼで押さえて密着させる。

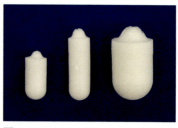

図 3-8　テルプラグ②
脱落回避のため、必要に応じて縫合する場合がある。

図 3-9　抜歯後の注意

3 歯周パック

ココがポイント
外科処置後に創傷面を覆い、保護する材料である。ほかに下記なども目的とする。
- 止血　・外来刺激を遮断　・感染防止
- 過剰な肉芽増殖防止　・歯の固定

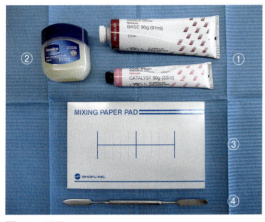

図 3-1　準備
①コーパック　②ワセリン　③練板　④スパチュラ

図 3-3
キャタリストを多くすると粘度は硬くなり、少なくすると軟らかくなるので、必要に応じて調整する。

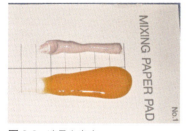

図 3-2　適量を出す
上：キャタリスト
下：ベース

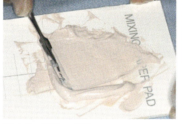

図 3-3　混和・練和
先にキャタリストを取り、ベースに混ぜる。色が均一になるまで練和する。

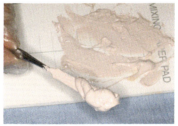

図 3-4　ひとかたまりにする

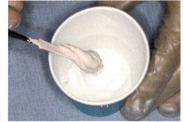

図 3-5　操作しやすいようにする
水または氷水につけ、手指にくっつかないようにする。この方法以外に、シリンジに填入して使用したりする。また、手指にはワセリンを塗布しておくと操作しやすい。

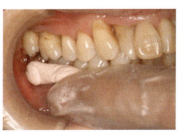

図 3-6　成形・圧接
創部の大きさに合わせた棒状に成形する。

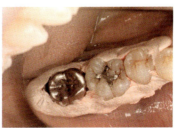

図 3-7　装着
余分な部分を排除する。咬合面は覆わないようにする。

3　使用の実際

Ⅳ. 医療用材料

1 インプラント

ココがポイント　インプラント治療は、骨に窩洞を形成し人工物を埋入するという、大きな外科的侵襲を伴う手術であるため、全身状態の把握や感染などに十分に注意しなければならない。

→第2章6参照

1. 一次手術

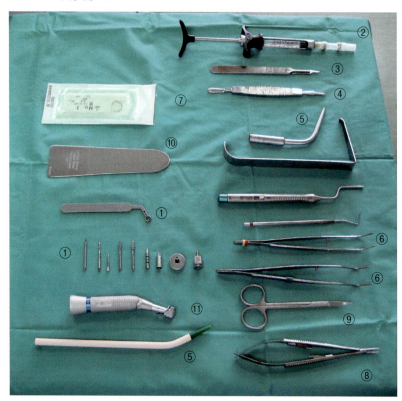

図 3-1　準備
必要な器具を滅菌した布の上に並べておく（メーカーによって器具に違いがある）。

使用材料ならびに使用器具
①各種インプラントドリル　②浸潤麻酔　③メス　④剝離子　⑤外科用バキューム　⑥外科用ピンセット　⑦縫合糸　⑧持針器　⑨はさみ　⑩口腔内ミラー　⑪コントラアングルハンドピース　⑫インプラント体（フィクスチャー）（図 3-2）　⑬インプランター（図 3-3）

歯科衛生士のアシスタントポイント インプラント
・清潔領域のアシスタントと不潔領域のアシスタントの区別を明確にし、感染を防止する。
・術式の流れを歯科衛生士も把握する必要がある。
・視野を明確にするため、バキュームは的確に行う。

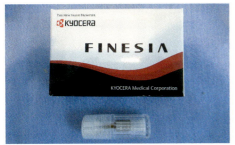

図 3-2　インプラント体（フィクスチャー）
滅菌ケースの中に入っている。使用する直前まで、開封しないこと。

図 3-3　インプランター
回転数を調整でき、生理食塩水で注水する専用のモーターを使用する。

準備

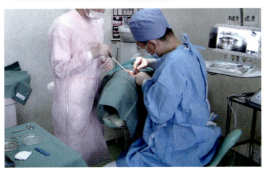

図 3-4　準備
外科治療は清潔な環境で行う。

> 図 3-4
>
> 手術時の手洗い、手術野の消毒、器具、材料の滅菌・消毒、リネン・病室の消毒などの操作をわが国では総括して「消毒法」あるいは「無菌法」と呼んでいる。

手術着

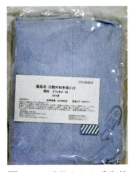

図 3-5　滅菌された手術着

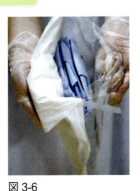

図 3-6
内面に触れないように注意しながら開封する。

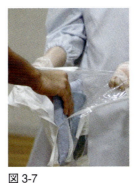

図 3-7
手洗いの済んだ術者が受け取る（術者の手の上に手術着を落とす）。

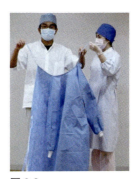

図 3-8
ひもの端を受け取る。

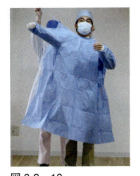

図 3-9、10
術者に触れないよう注意しながら結んでいく。

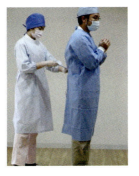

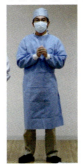

図 3-11　完成

> 図 3-5 〜 11
>
> 直接患者に触れることのない間接介助者が、患者に触れる手術者および直接介助者の着替えをアシストする。

術前の準備

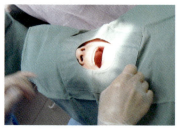

図 3-12　準備
患者に滅菌ドレープを掛け、清潔域と不潔域を分ける。

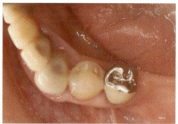

図 3-13　術前
$\overline{67}$にインプラントを埋入予定。

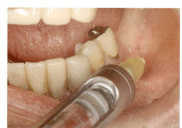

図 3-14　浸潤麻酔
表面麻酔した後、浸潤麻酔を行う。

切開

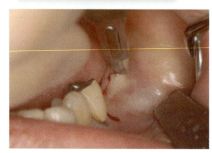

図 3-15　切開①
＃15の替え刃メスで慎重に切開を行う。

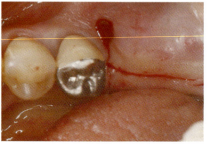

図 3-16　切開②
切開線の確認。骨面まで切開を入れることが重要（ミラー写真）。

剝離

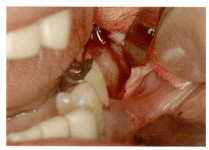

図 3-17　剝離①
骨膜を剝離し、粘膜骨膜弁を開ける。

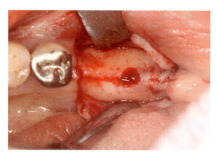

図 3-18　剝離②
骨面を出す。骨面に軟組織が残っていないことが重要。

ドリリング

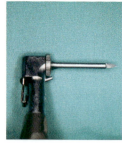

図 3-19　ドリリング①
マーキングバー。

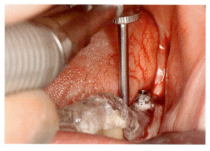

図 3-20　ドリリング②
ステントで理想的なソケットの位置をマークする。

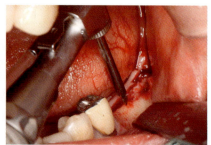

図 3-21　ドリリング③
マーキングドリルで硬い皮質骨に穴を開ける。

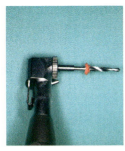
図 3-22 ドリリング④
ドリルコントラ。

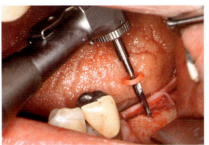
図 3-23 ドリリング⑤
さまざまな方向から確認しながら、まっすぐにドリリングしていく。

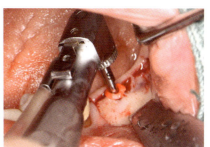
図 3-24 ドリリング⑥
術前の診査の位置までドリリングを行う。

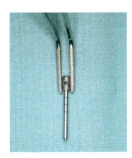
図 3-25 トライアルピン①

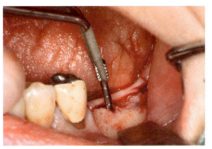
図 3-26 トライアルピン②
トライアルピンを挿入し、方向、深度を確認する。

図 3-26
エックス線画像を撮影し、下顎管との距離などを確認しておく。

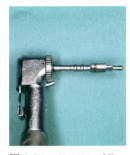
図 3-27 ドリリング⑦
ステップドリル。

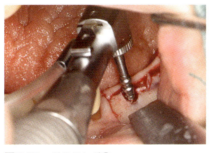
図 3-28 ドリリング⑧
所定の深度まで窩洞形成を行う。

図 3-28
窩洞形成前に、方向、深度を確認する。方向が間違っていたら、再形成して方向を修正する。

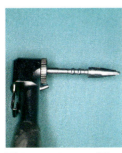
図 3-29 ドリリング⑨
ファイナルドリル。

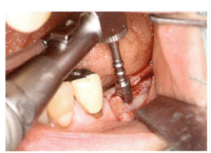
図 3-30 ドリリング⑩
最終の窩洞形成を行う。

図 3-19～30
使用したドリルは、生理食塩水に入れて血が固まらないようにする。

窩洞の確認

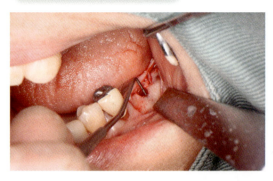

図 3-31　窩洞の確認①
外科用ゾンデを用い、穿孔がないか確認する。

図 3-32
トライアルガイドはインプラント体と同じサイズなので、最終の確認に使用する。

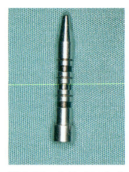

図 3-32　トライアルガイド

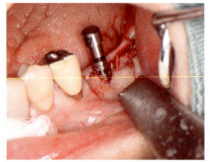

図 3-33　窩洞の確認②
トライアルガイドを入れて、窩洞の深度、方向を確認する。必要があれば、エックス線画像撮影を行う。

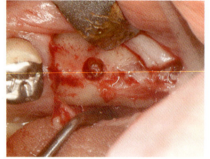

図 3-34　窩洞の確認③
窩洞形成終了（ミラー写真）。

インプラント体埋入

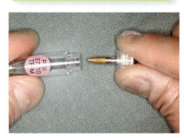

図 3-35　インプラント体埋入
ケースからインプラント体を触らないように取り出す。

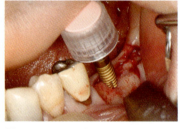

図 3-36　上顎印象面の確認
舌や頬粘膜にインプラント体が触れないように注意しながら、口腔内に運搬し、インプラント体を窩洞に埋入する。

図 3-35
骨に埋入されるインプラント体部は感染を防ぐためにも直接触らないこと。

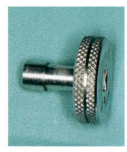

図 3-37　ドライバーホルダー

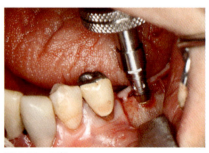

図 3-38　固定
ドライバーホルダーを装着し、埋入する。インプラント体のネジ部が完全に骨内に隠れるまで埋入する。

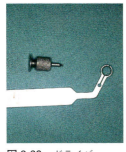

図 3-39 ドライバー
上:ドライバー
下:ドライバーホルダー

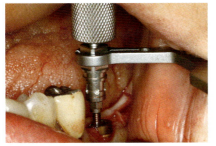

図 3-40 ドライバーアタッチメント
ドライバーホルダーでドライバーアタッチメントを除去する。

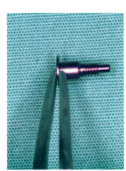

図 3-41 カバーキャップ

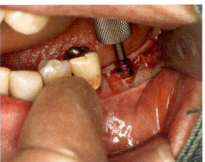

図 3-42 カバーキャップの装着
インプラント体内部を洗浄、乾燥した後、カバーキャップを装着する。

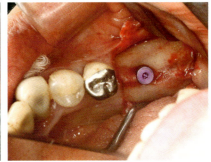

図 3-43 埋入完了
インプラント体を埋入完了したところ(ミラー写真)。

縫合

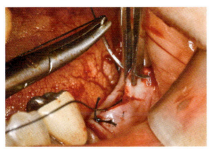

図 3-44 縫合
フラップが元の位置に戻るように縫合する。

終了

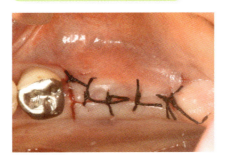

図 3-45 終了
縫合終了(ミラー写真)。

1：止血
口頭で洗口のしすぎによるデメリットを伝える。

3：歯みがき
術部は、こちらから指示があるまで触らないように伝える。

7：喫煙・飲酒
嗜好されないこともあるので、確認してからデメリットを伝える。

2：歯の包帯（歯周パック）
使用する場合と使用しない場合があるため、口頭で伝える。

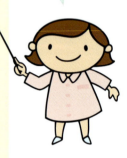

術後の注意は必ず説明しましょう。

図 3-46　術後の注意
術後の注意を説明する。

2. 二次手術

 ココがポイント　骨とインプラント体が結合した後に行う、上部構造作製のための処置である。

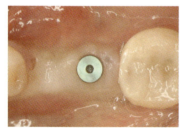

図 3-47　術前
インプラントカバーキャップを除去する。

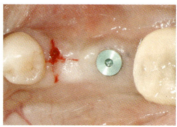

図 3-48　切開
切開する。

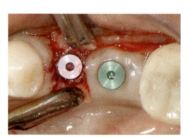

図 3-49　粘膜剝離
粘膜を剝離し、インプラント体を確認する。

186

カバーキャップ除去

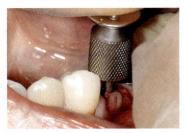

図 3-50　カバーキャップ除去①
専用のドライバーでカバーキャップを除去する。

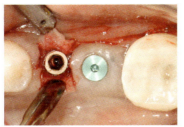

図 3-51　カバーキャップ除去②
インプラント体周囲に骨が存在することを確認する。

ヒーリングキャップ装着

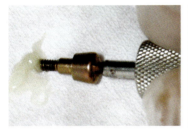

図 3-52　ヒーリングキャップ装着①
ヒーリングキャップの先端に軟膏を塗布する。

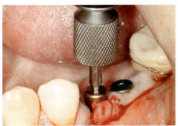

図 3-53　ヒーリングキャップ装着②
専用のドライバーでヒーリングキャップを装着する。

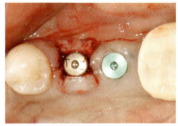

図 3-54　ヒーリングキャップ装着③
ヒーリングキャップがインプラント体と隙間なく止められていることを確認する。

縫合

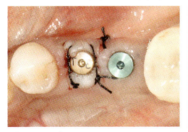

図 3-55　縫合
縫合し、終了。歯肉が治癒した後、ヒーリングキャップを除去し、アバットメントを装着する。

アバットメント装着

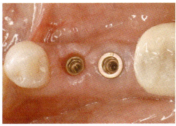

図 3-56　アバットメント装着①
ヒーリングキャップを除去したところ。歯肉が治癒している。

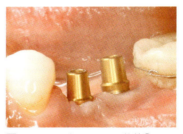

図 3-57　アバットメント装着②
アバットメントを装着し、暫間被覆冠（プロビジョナルレストレーション）を作製する。

完成

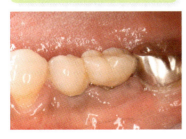

図 3-58　完成
暫間被覆冠で経過観察後、問題がなければアバットメントの印象採得を行い、クラウンを作製する。

2 ホワイトニング①（オフィスブリーチング）

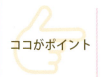
ココがポイント　歯科医院で行うホワイトニングである。一度の来院でホワイトニング効果が得られる利点がある。しかし、術後の後戻りが生じやすいので、ホームブリーチングと併用することが望ましい。

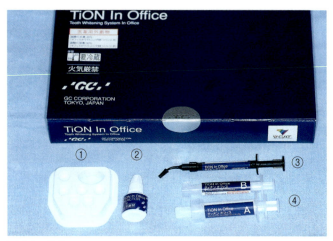

使用材料ならびに使用器具
①トレー　②活性化触媒
③歯肉保護材
④漂白剤（TiON In Office）

図3-1　準備

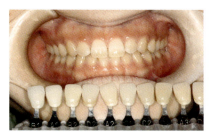

図3-2　術前
シェードガイドを入れた写真を術前に撮影する。

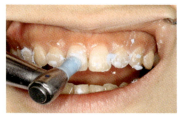

図3-3　歯面研磨
歯面清掃を徹底して行い、ペリクルを完全に除去する。

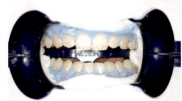

図3-4　歯肉保護
歯肉保護材を歯頸部を約1mm覆うように塗布し、光照射で硬化させる。歯肉を完全に覆う。

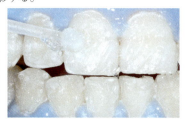

図3-5　薬剤塗布
漂白剤を塗布する。薬剤が厚すぎると光照射の効果がなくなるので注意する。

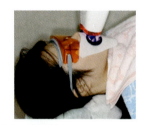

図3-6　光照射
光照射時間はメーカー指定の時間を厳守する。途中痛みを感じることがあれば、中止する。

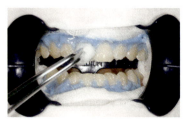

図3-7
薬剤を除去し、再度塗布を2～3回繰り返す。その後、歯面研磨を行う。

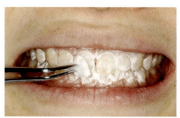

図3-8　フッ化物塗布
知覚過敏の予防のために、フッ化物塗布を行う。

3 ホワイトニング②（ホームブリーチング）

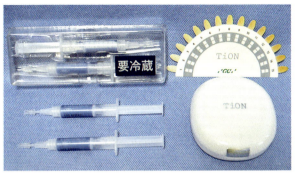

使用材料ならびに使用器具

①漂白剤
（TiON Take Home Platinum）

図 3-1　準備

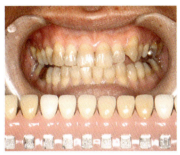

図 3-2　術前
術前の色調をシェードガイドで確認する。

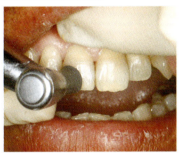

図 3-3　歯面清掃
術前に歯面清掃を行う。

図 3-3
ホワイトニングの効果が落ちるので、フッ化物は使用しない。

カスタムトレー作製

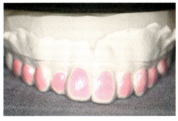

図 3-4　カスタムトレー作製①
印象採得し、ラボサイドでカスタムトレーを作製する。スペーサーの部分に漂白剤が入る。

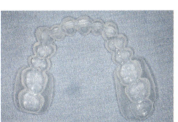

図 3-5　カスタムトレー作製②
作製されたカスタムトレー。口腔内に試適し、過不足がないか確認する。

ホワイトニング

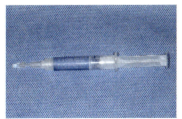

図 3-6　漂白剤
過酸化尿素が配合されている。

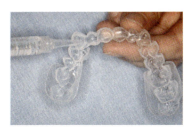

図 3-7　ホワイトニング①
トレーに漂白剤を注入する。患者が自宅で行う。

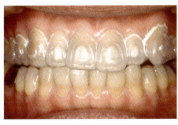

図 3-8　ホワイトニング②
トレーを装着する。あふれた漂白剤はティッシュペーパーなどで拭き取る。2時間を目安に装着する。

4 ホワイトニング③(失活歯漂白)

ココがポイント 歯は失活すると内部の残留有機質の変性が起こるため、経時的に変色する。変色した歯は薬剤を使用することで漂白することができるが、その使用薬剤は劇薬のため、取り扱いに注意する必要がある。

➡ 第2章6参照

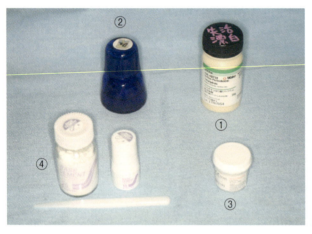

図 3-1　準備

使用材料ならびに使用器具
①過ホウ酸ナトリウム
②30％過酸化水素水
③水硬性仮封材
④グラスアイオノマーセメント

術前

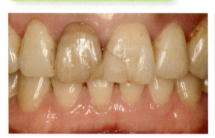

図 3-2　術前
1| に失活による変色を認める。

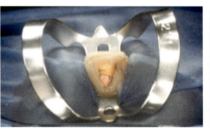

図 3-3　窩洞形成
感染根管処置後、髄腔内を窩洞形成する。劇薬を使用するため、ラバーダムを装着する。

図 3-3
薬剤が根管内に浸透しないように、緊密な根管充填が必須である。

ホワイトニング

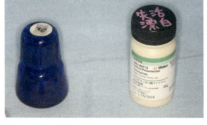

図 3-4　漂白剤
右：過ホウ酸ナトリウム
左：30％過酸化水素水

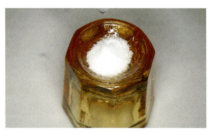

図 3-5　漂白剤の混和
過ホウ酸ナトリウムに30％過酸化水素水を加えて混和する。液が多くなりすぎないように注意する。

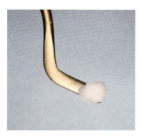

図 3-6　漂白剤の填入①
適量を充填器で採取する。

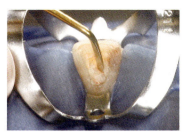

図 3-7　漂白剤の填入②
髄腔内に填入し、プラガーなどで内部に押し込む。

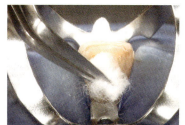

図 3-8　漂白剤の填入③
綿栓を押し当て、余分な水分を吸い取る。

仮封

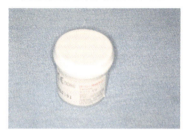

図 3-9　仮封①
水硬性仮封材

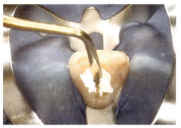

図 3-10　仮封②
余分な漂白剤を除去し、水硬性仮封材で仮封する。

図 3-10
グラスアイオノマーセメントで二重仮封するための余地を残しておく。

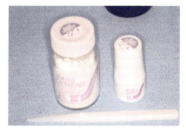

図 3-11　仮封③
グラスアイオノマーセメント

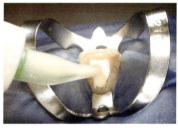

図 3-12　仮封④
グラスアイオノマーセメントをシリンジで填入する。

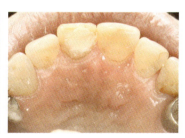

図 3-13　完成
完全に硬化したのを確認し、咬合をチェックする。

仮封後

約1週間後に来院してもらい、色調の改善の具合を確認しながら、漂白剤の交換を行う。これを複数回行う。漂白終了から1〜2週間後、コンポジットレジン修復を行う。

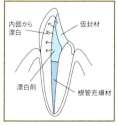

図 3-14
歯の内部から薬剤が浸透し、漂白される。

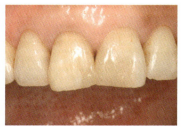

図 3-15　術後
1|の審美回復が確認できる。

使用の実際

5 再生療法

> **ココがポイント**
> 再生療法とは、失われた組織を元に戻す処置であり、歯周組織を再生するGTRや、骨を再生するGBRがある。メンブレンは上皮を遮断し、スペース確保の目的で使用される膜である。

メンブレン

1. GTRやGBR時に使用する。メンブレンの種類は生体内で吸収される吸収性メンブレンと、吸収されない非吸収性メンブレンに大別される。

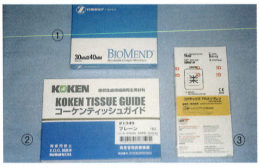

図3-1　メンブレン
各メーカーからさまざまな種類のメンブレンが出ている。
①Bio MEND（白鵬）　②コーケンティッシュガイド（高研）
③ゴアテックスTRメンブレン（ゴア）

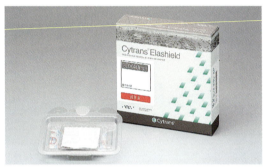

図3-2　サイトランス® エラシールド（ジーシー）
GBR適用の吸収性メンブレン。完全化学合成品。

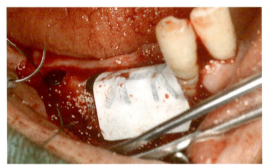

図3-3　使用例①
インプラント部の骨が不足している場合、骨補塡材とメンブレンを使用し、GBRを行う。

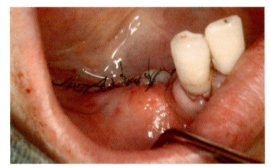

図3-4　使用例②
メンブレンの上からフラップを戻し、縫合する。

2. 近年、GBR時に、臨床現場で自由に屈曲可能なチタンの膜が登場した。

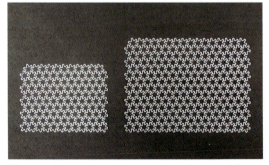

図3-5　ウルトラフレックスメッシュプレート（京セラメディカル）厚さ0.1mm、0.2mmの2種類がある。

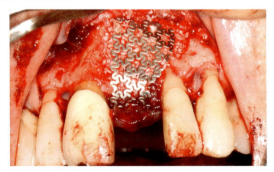

図3-6　使用例
骨補塡材とチタンメッシュを使用し、GBRを行う。

GTR

GTR（guided tissue regeneration）とは、**組織誘導再生法**とも呼ばれる。膜を応用して、上皮組織および結合組織を遮断する。そして、象牙質面に歯根膜由来細胞を誘導し、新生セメント質を伴った結合組織付着を獲得する（図3-7）。

GBR

GBR（guided bone regeneration）とは、**骨誘導再生法**とも呼ばれる。膜を応用し、他の組織、特に軟組織が骨の形成を阻害するのを防止すると同時に、骨形成細胞を誘導、骨の新生を獲得する（図3-8）。

膜の種類

生体内で分解される**吸収性膜**と分解されない**非吸収性膜**の2つに大別される。

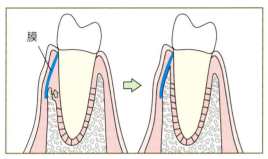

図 3-7　GTR（組織誘導再生法）

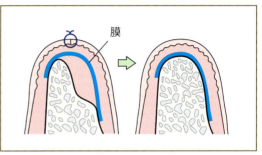

図 3-8　GBR（骨誘導再生法）

その他

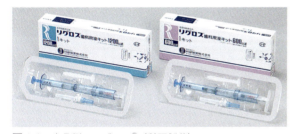

図 3-9　商品例：リグロス®（科研製薬）
歯槽骨、歯根膜等を増殖させるために歯槽骨欠損部に使用する成長因子製剤。主に歯周再生療法に使用する。

歯科衛生士の
アシスタントポイント

メンブレン

・無菌状態で使用する。清潔領域、不潔領域をしっかり区別すること。
・有効期限を確認すること。

Coffee Break　インプラントは歯周治療⁉

　現在、インプラントの治療で使用されているインプラント体（フィクスチャー）の大半はチタンからできており、う蝕の心配はないが、インプラント体を支えているのは歯周組織である。歯根膜がないぶん、天然歯以上に口腔ケアが重要である。今後、インプラント治療の要望は高まると予想される。歯科衛生士の役割はますます重要になってくるため、インプラントについてさらに勉強する必要がある。

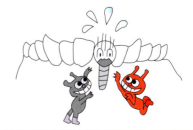

V. その他

1 ワックス

> **ココがポイント**
> ワックスは用途によってさまざまな種類がある。それぞれのワックスの特徴を理解し、正しく使用する必要がある。

種類	特徴	用途の例
インレーワックス	加熱すると軟化し、室温で硬化する。彫刻できる	鋳造体のろう型（ワックスパターン）の作製
パラフィンワックス	適当に温めることで、しなやかに軟化し形態を変えることができる	咬合採得 義歯作製時の咬合床
スティッキーワックス	加熱すると粘着性のある液体になり、接着性が良い	模型の固定
ユーティリティーワックス	加熱しなくても指で変形できる	印象用トレーの調整
バイトワックス	パラフィンワックスと同じ	咬合採得

インレーワックス

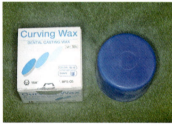

図 3-1　インレーワックス（カービングワックス）
熱で軟化する。歯型彫刻に適している。

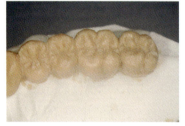

図 3-2　使用例
インレーワックスで作製された歯型。

パラフィンワックス

パラフィンワックスは咬合採得時に使用する材料で、使用頻度が高い。ワックスの特性、使用法を熟知しておく必要がある。

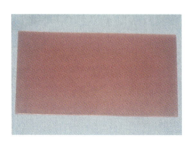
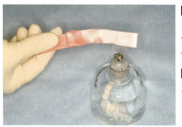

図 3-3（左）　パラフィンワックス
1枚のシート状のワックス。使用するときは適当な大きさに切断し使用する。

図 3-4（右）　咬合採得①
パラフィンワックスをアルコールランプで加熱して軟化する。

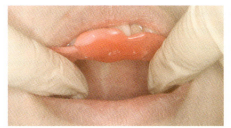
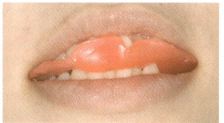

図 3-5　咬合採得②
軟化したパラフィンワックスを口腔内に挿入する。

図 3-6　咬合採得③
咬頭嵌合位でしっかり咬んでもらう。

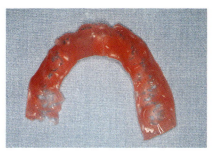
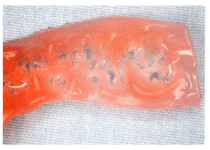

図 3-7　咬合採得④
口腔内の温度で硬化するので、完全に硬化するのを確認し、取り出す。

図 3-8　咬合採得⑤
咬合接触している部位のワックスが抜けていることを確認する。

図 3-7
ワックスの軟化が足りないと、バイトがずれる原因となるので注意する。

スティッキーワックス

スティッキーワックスは、パラフィンワックスのように粘りがなく、強固なワックスである。主に模型の固定に使用される。

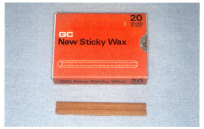

図 3-9　スティッキーワックス（ニュースティッキーワックス）
硬く、脆いワックスで、熱によって軟化する。

図 3-10　使用例
咬合器装着時に上下の模型の固定に使用される。

ユーティリティーワックス

ユーティリティーワックスは主に既製トレーの調整時に使用する。手指で容易に変形することができるので、さまざまな用途に用いられる。

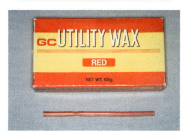
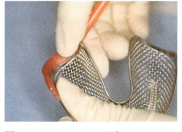
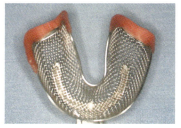

図 3-11　ユーティリティーワックス
室温で、手指で容易に変形することができる。

図 3-12　トレーの調整①
既製トレーでは足りないところにユーティリティーワックスを追加することで、トレーの不足を補う。

図 3-13　トレーの調整②
トレーの遠心部に追加されたユーティリティーワックス。

2 エックス線フィルム

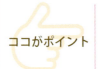

ココがポイント エックス線撮影は歯科治療において必須の処置であり、正しい診断のためにはフィルムの取り扱い、撮影セッティングを熟知しておく必要がある。

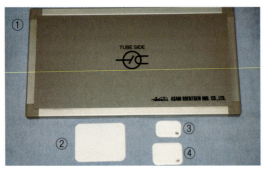

図 3-1　エックス線フィルム
①パノラマフィルム　②オクルーザルフィルム
③デンタルフィルム（小児用）
④デンタルフィルム（成人用）

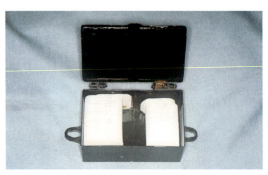

図 3-2　保管
エックス線フィルムは感光を避けるため、暗ボックスに保管する。

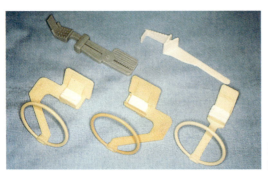

図 3-3　ホルダー
撮影セッティングを正確に行うための各種ホルダー。

撮影

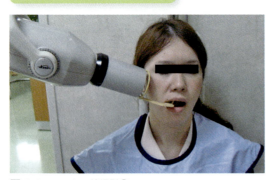

図 3-4　エックス線撮影①
被曝の防護として、鉛入りの防護服を必ず着用する。

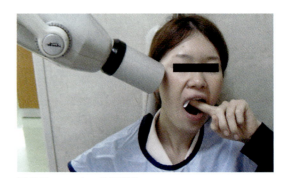

図 3-5　エックス線撮影②
ホルダーがない場合は、指でフィルムを保持してもらう。

196

デジタルエックス線

デジタルエックス線での撮影においてはコンピュータ上で画像処理が行われるため、現像の必要がなく、廃液が出ない。欠点はコンピュータの耐用年数の影響を受けることである。

パノラマ

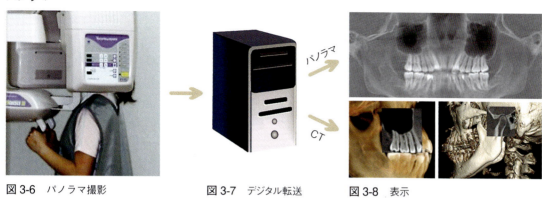

図3-6 パノラマ撮影　　図3-7 デジタル転送　　図3-8 表示

デンタル

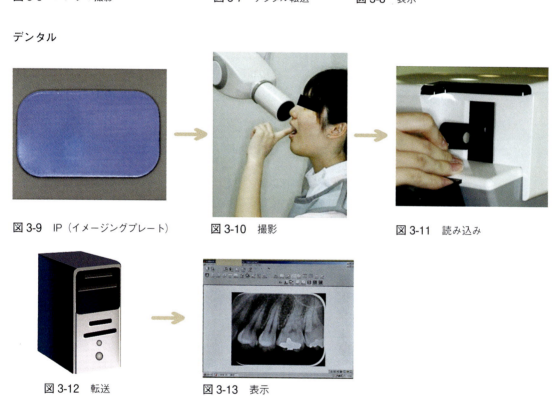

図3-9 IP（イメージングプレート）　　図3-10 撮影　　図3-11 読み込み

図3-12 転送　　図3-13 表示

3 暫間固定

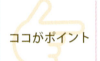

ココがポイント　外傷や歯周病によって動揺している歯を一時的に固定する処置である。主にレジン系のセメントが使用される。

➡ 第2章3参照

暫間固定

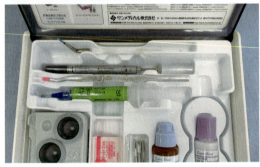

図 3-1　接着性レジンセメント（スーパーボンド）

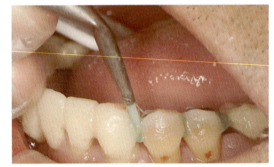

図 3-2
エッチング材を塗布し、30秒放置した後、水洗乾燥を行う。

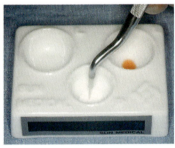

図 3-3
ダッペンディッシュに粉と液を採取する。

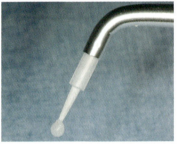

図 3-4
液で筆を湿らせ、粉を筆の先端に適量取る。

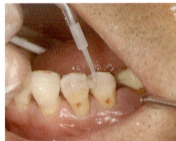

図 3-5
暫間固定をする歯に塗布する。

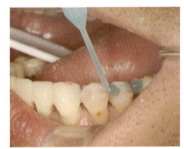

図 3-6
硬化促進剤を塗布し、5分間硬化を待つ。

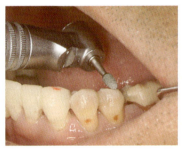

図 3-7
咬合調整を行う。

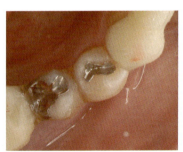

図 3-8
終了。

4 矯正歯科① (ブラケッティング〈接着性レジンセメント〉)

> **ココがポイント**
> 矯正治療において、歯に直接ブラケットを装着するために接着性レジンセメントが使用される。
>
> 第2章3参照

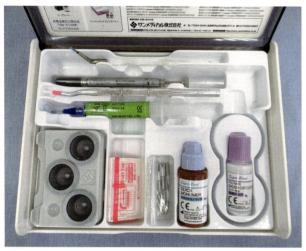

図3-1 準備
接着性レジンセメント (スーパーボンド)

歯面清掃

ブラシなどでプラークを除去し、清掃する。
注意：フッ化物は接着を阻害するので使用しない。

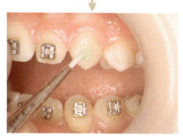

図3-2 エッチング材塗布
エッチング材を塗布して、30秒間放置する。十分な水洗の後、乾燥、防湿する。

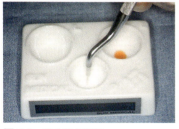

図3-3 液と粉の混和
ダッペンディッシュに粉と液を採取する。液は揮発するため、直前に出すようにする。

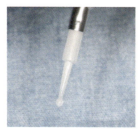

図3-4 筆積み法
液を筆に染み込ませ、粉を適量採取する。

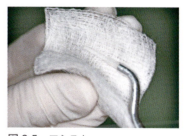

図3-5 アシスト
1回ごとに筆の毛先をガーゼで拭き取る。

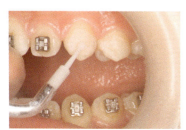

図3-6 歯面の上にのせる
筆積み法で採取したレジンを歯面にのせる。

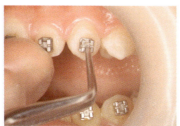

図3-7 ブラケットを圧接する
数秒間押し当て、5分間、硬化するまで放置する。

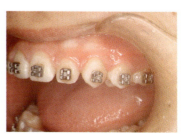

図3-8 完成

3 使用の実際

5 矯正歯科② (ブラケッティング〈光重合型接着セメント〉)

> **ココがポイント**
> 矯正治療において、歯に直接ブラケットを装着するために光重合型接着セメントが使用される。
>
> ▶ 第2章3参照

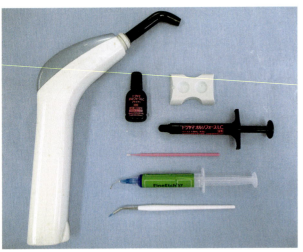

図 3-1 準備
トクヤマ オルソフォース LC (トクヤマデンタル)

歯面清掃

ブラシなどでプラークを除去し、清掃する。
注意：フッ化物は接着を阻害するので使用しない。

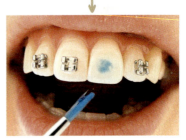

図 3-2 エッチング材塗布
エッチング材を塗布して、20秒間放置する。十分な水洗の後、乾燥、防湿する。

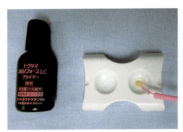

図 3-3 プライマー液の準備
ダッペンディッシュにプライマー液を出し、スポンジアプリケーターに浸漬する。

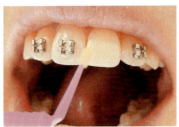

図 3-4 プライマー液塗布
プライマー液をスポンジアプリケーターで歯面に塗布する。

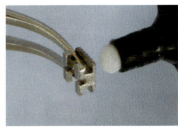

図 3-5 接着材塗布
軽い力でペースト状の接着材を押し出し、ブラケットにつける。

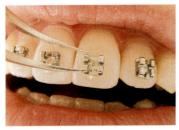

図 3-6 ブラケットを歯面にのせる
ブラケットの位置を確認する。

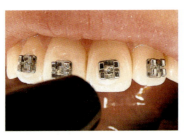

図 3-7 光照射
圧接後、光照射し、接着材を硬化させる。

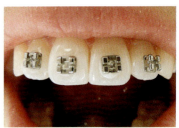

図 3-8 完成

6 矯正歯科③（セパレーションゴム）

ココがポイント　セパレーションゴムは、矯正用の材料であり、主にバンドを装着する前処置として、コンタクトを離開させることを目的として使用する（緩徐歯間分離法の一つ）。

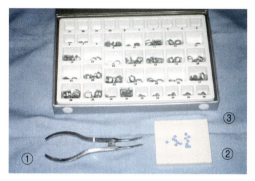

歯科衛生士のアシスタントポイント
セパレーションゴム
施術後に注意すること
- 歯を動かすため1週間ほど、痛みが出ることもあるので、患者にその旨を伝えること。
- 無理に外さないこと。

図 3-1　準備
①セパレーティングプライヤー　②セパレーションゴム　③バンド

セパレーションゴム

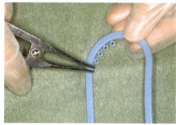

図 3-2　セパレーションゴム①
セパレーションゴムをプライヤーで取る。

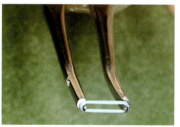

図 3-3　セパレーションゴム②
プライヤーをつかむと、先端が開き、セパレーションゴムが伸びる。

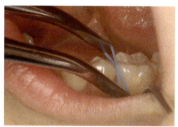

図 3-4　セパレーションゴム③
セパレーションゴムを伸ばしながらコンタクトを通す。頰舌側に動かすとスムーズにコンタクトを通りやすい。

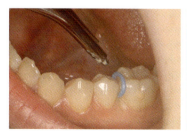

図 3-5　セパレーションゴム④
セパレーションゴムがコンタクトを通ったらプライヤーから外す。

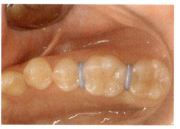

図 3-6　セパレーションゴム⑤
セパレーションゴムを1週間入れたままにしておいてもらう。

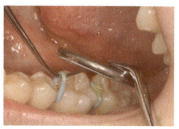

図 3-7　セパレーションゴム⑥
1週間後に再来院してもらい、ゴムを探針などで除去する。除去後、コンタクトが開いていることを確認する。

バンド

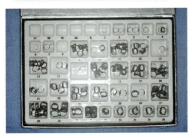

図3-8　バンド
歯の大きさに合わせたサイズのバンドを選択する。

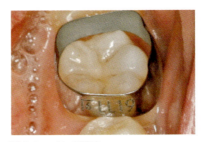

図3-9　バンド試適
歯の最大豊隆部と同じ大きさのバンドを選択し、試適する。

図3-9
バンドの近心面にサイズが刻印されている。

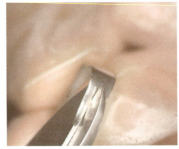

図3-10　バンド調整①
バンドの余剰部を金冠ばさみで切断する。

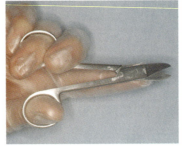

図3-11　バンド調整②
金冠ばさみの持ち方。人差し指ではさみの先端を支える。

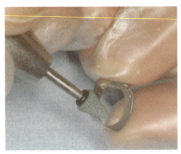

図3-12　バンド調整③
カーボランダムポイントで調整する。

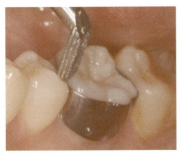

図3-13　バンド挿入①
バンドプッシャーで近心コンタクトからバンドを挿入していく。

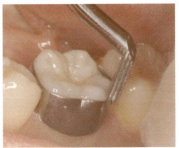

図3-14　バンド挿入②
歯面とバンドに隙間がある部位は、バンドプッシャーで密着させる。

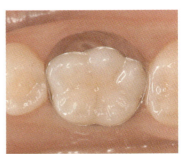

図3-15　バンド完成
完成。歯面とバンドに隙間がないことを確認する。

7 矯正歯科④（リンガルアーチ）

（使用材料ならびに使用器具→p.201、202参照）

> **ココがポイント**
> 舌側から持続的に力を加え、歯列の拡大などを行う矯正処置である。装着前には歯面清掃を必ず行う。

バンドの試適・調整

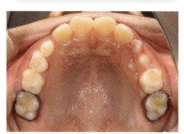

図 3-1 バンド試適
調整されたバンドを装着する。

作業用模型の作製

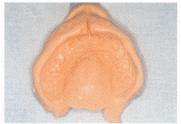

図 3-2 印象
バンドを装着した状態で印象採得する。

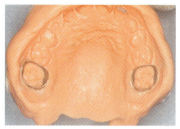

図 3-3 作業用模型作製①
装着したバンドを口腔内から除去し、印象面に戻す。接着材でバンドと印象材を固定する。

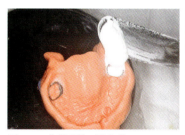

図 3-4 作業用模型作製②
バンドを戻した印象に石膏を注ぐ。バンドが装着された模型が完成する。歯科技工所でリンガルアーチを作製する。

完成

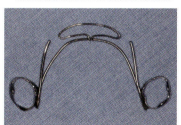

図 3-5 リンガルアーチ完成
模型上で作製されたリンガルアーチ。作製されたリンガルアーチを口腔内で試適し、調整する。

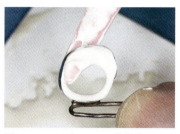

図 3-6 リンガルアーチ装着①
ポリカルボキシレートセメントを練和し、バンドの内面にたっぷりと盛る。

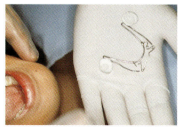

図 3-7 リンガルアーチ装着②
術者が受け取りやすいよう手のひらに置いて渡す。

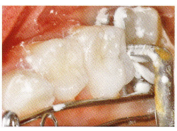

図 3-8 リンガルアーチ装着③
バンドプッシャーを用いて、バンドを装着する。硬化後、探針などで余剰セメントを除去する。

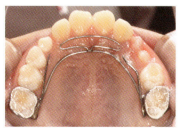

図 3-9 リンガルアーチ装着④
リンガルアーチが粘膜に強く当たっていないことを確認する。

8 矯正歯科⑤（ワイヤー・エラスティック）

> **ココがポイント**
> 矯正用ワイヤーには、成分によってステンレススチールとニッケルチタンの2種類がある。形状によって、丸ワイヤーと角ワイヤーがある。ワイヤーを歯にとめておく結紮用ワイヤーもある。矯正用エラスティックはワイヤーを歯にとめておくものである。

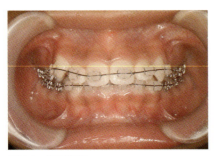

図3-1　矯正治療
ブラケットを歯に接着し、ワイヤーや矯正用ゴムを使用して歯に力を加え、歯を正常な位置に移動させることができる。

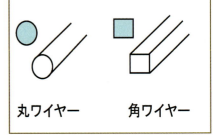

図3-2　断面による分類
丸型ワイヤー：断面が丸いワイヤー
角型ワイヤー：断面が正方形または長方形のワイヤー

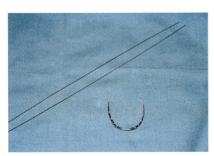

図3-3　形態による分類①
ストレートワイヤー：まっすぐのワイヤーを屈曲し、下のようなアーチを作成する。

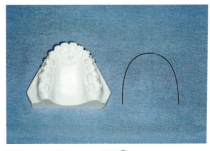

図3-4　形態による分類②
プレフォームドアーチワイヤー：理想的な歯列形態に近いアーチが、最初からワイヤーに付与されている。

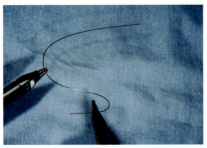

図3-5　ニッケルチタンワイヤー
弱い力で容易に変形し、力を取り除くと元の形態に戻る。

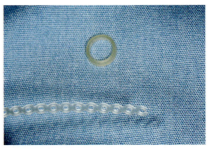

図3-6　矯正用ゴム
上：エラスティック：上下間のワイヤーやブラケットにかけて使用する。
下：パワーチェーン；歯を移動するために使用する。

9 予防歯科①（小窩裂溝塡塞〈シーラント材〉）

ココがポイント　う蝕予防を目的とし、主に裂溝の深い永久歯に行う。最近はフッ化物を徐放するものが多くなっている。歯科衛生士も行うことができる処置である。

➡ 第2章4参照

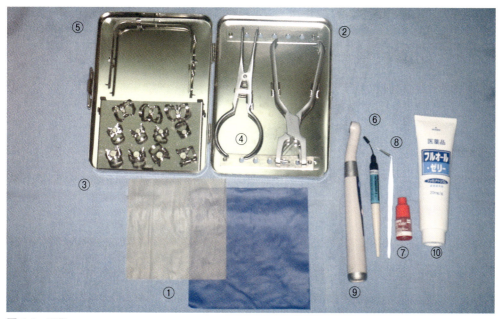

図 3-1　準備

使用材料ならびに使用器具
①ラバーダムシート　②ラバーダムパンチ　③ラバーダムクランプ　④クランプフォーセップス
⑤ラバーダムフレーム　⑥シーラント材　⑦エッチング材　⑧筆　⑨光照射器　⑩フッ化物ゲル

前処理

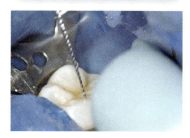

図 3-2　歯面清掃
ラバーダムを装着する。超音波で裂溝内を洗浄する。

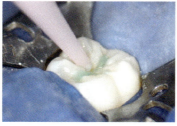

図 3-3　酸処理
裂溝内を酸処理する。

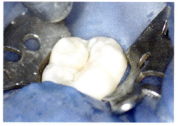

図 3-4　水洗、乾燥

シーラント材の塡入

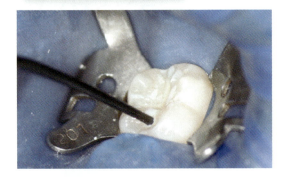

図 3-5　シーラント材の塡入
裂溝をよく観察し、隅々まで塡入する。盛りすぎに注意する。

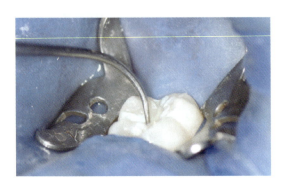

> 図 3-6
>
> 裂溝からはみ出ず、かつ気泡が入らないように注意する。

図 3-6　塡入の確認①
充塡されているか、探針で確認する。

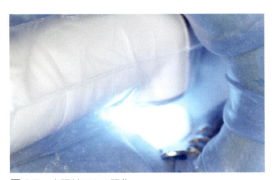 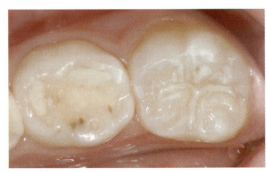

図 3-7　光照射による硬化　　図 3-8　塡入の確認②

確認

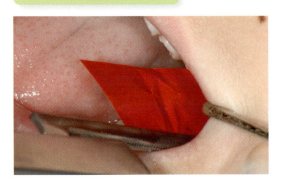

> 図 3-9
>
> 酸処理を行っているため、最後に高濃度フッ化物を塗布する場合もある。

図 3-9
咬合紙で咬み合わせが高くなっていないか確認する。

10 予防歯科②（う蝕活動性試験）

ココがポイント　口腔内細菌の培養、唾液緩衝能検査、刺激唾液量測定などの検査を行い、う蝕のリスクを判定する。

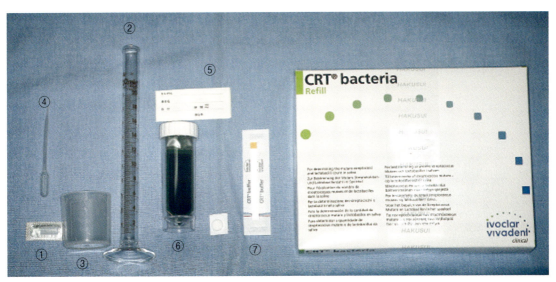

図 3-1　準備

使用材料ならびに使用器具

①味なしワックス　②シリンダー　③カップ　④スポイト　⑤シール　⑥培地
⑦緩衝能検査紙（CRT バクテリア）

唾液の採取

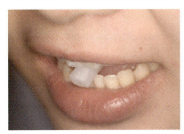

図 3-2
ワックスを軟らかくなるまで咬んでもらう。

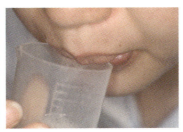

図 3-3　唾液の採取
出てきた唾液をそのつど、カップに溜めてもらう。

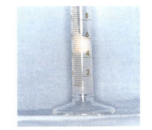

図 3-4　唾液量を記録する
5分間採取した唾液をシリンダーに移し、唾液量を記録する。

緩衝能検査

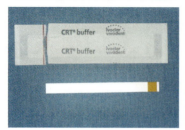
図 3-5 緩衝能を調べる
検査紙を準備する。

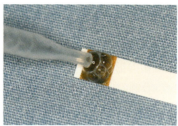
図 3-6
スポイトで採取した唾液を検査紙にまんべんなく塗布する。

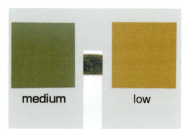
図 3-7 判定結果の記録
5分間待ち、判定結果を記録する。

細菌培養の準備

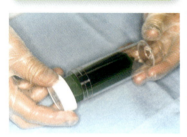
図 3-8 細菌培養
培地を用意する。

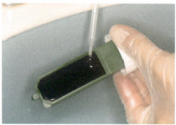
図 3-9
SM菌、LB菌の培地に唾液をまんべんなく塗布する。

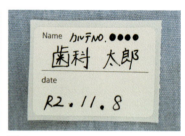
図 3-10
シールのタグを作る。

培養

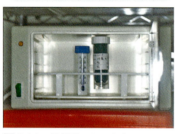
図 3-11 培養器にセットする
37℃で2日間（48時間）培養する。

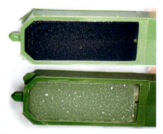
図 3-12 培養結果の記録

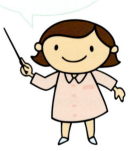

①写真での記録
②書面での記録

表1 市販されている唾液検査、細菌検査の商品例

商品名	販売会社	抗体	評価内容	評価までの日数
CRTバクテリア	白水貿易	唾液	SM菌数 LB菌数	2日
CRTバッファ	白水貿易	唾液	唾液緩衝能	5分
Dentocult-SM	オーラルケア	プラーク 唾液	SM菌数	2日
Dentocult-LB	オーラルケア	唾液	LB菌数	4日
CAT21ファスト	モリタ	唾液	酸化還元電位	20分
CAT21バフ	モリタ	唾液	唾液緩衝能	5分

11 スプリント

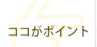 ココがポイント　目的に合った厚みのプラスチックシートでプレートを作製し、治療などを行う。顎関節症治療、ホワイトニング、スポーツによる歯の保護などを目的としたものがある。

プラスチックシートの準備

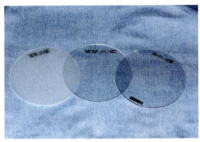

図 3-1　プラスチックシート
厚みの異なったプラスチックシートがあり、用途、症例に合わせて使い分ける。

プレス

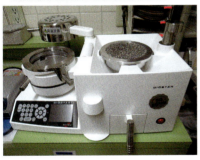

図 3-2　バキュームマシン
印象採得された石膏模型をバキュームマシン中央に装着し、その上にプラスチックシートを置き、プレスする。

目的によって厚みが違うのね
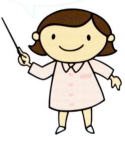

成形・咬合調整

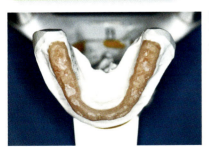

図 3-3　スプリントの調整、完成
できあがったシートにレジンを填加し、咬合調整をして完成。

3　使用の実際

第3章　確認問題　　　　　　　　　　　　　　　　　　　　　　　解答は p.212

〔問題1〕乳歯の根管充塡材に用いるのはどれか。

    a.　過酸化水素水

    b.　水酸化カルシウム

    c.　アルギン酸カルシウム

    d.　ポリプロピレングリコール

〔問題2〕5級窩洞のグラスアイオノマーセメント修復で正しいのはどれか。

    a.　金属スパチュラで練和する

    b.　酸処理が必要である

    c.　シェードは豊富にある

    d.　防湿を徹底する

〔問題3〕深い1級窩洞の光重合型コンポジットレジン修復で正しいのはどれか。

    a.　積層充塡を行う

    b.　覆髄部にはコンデンサブルレジンを充塡する

    c.　レジン充塡器は充塡ごとにアルコールガーゼで拭き取る

    d.　エナメル質および象牙質の表面処理は3ステップ方式で同時にできる

〔問題4〕石膏の取り扱いで正しいのはどれか。2つ選べ。

    a.　密閉容器に保管する

    b.　練和泥はバイブレーターで気泡を抜く

    c.　石膏注入から約15分後に模型を外す

    d.　余剰の石膏泥は一般廃棄物として扱う

〔問題5〕個人トレーによる多数歯にわたるクラウンブリッジの精密印象で正しいのはどれか。

    a.　トレー接着材をトレー内面に薄く塗布する

    b.　支台歯の乾燥は不要である

    c.　トレーにはアルジネート印象材を盛る

    d.　トレー撤去時は臼歯部にエアを入れて行う

〔問題6〕全部床義歯のコンパウンドを用いる印象採得で正しいのはどれか。

    a.　トレー接着材を使用する

    b.　アンダーカットに対応できる

    c.　硬化後も再軟化して筋圧形成ができる

    d.　コンパウンドの軟化温度は45℃である

〔問題7〕直接法によるプロビジョナルレストレーション作製で正しいのはどれか。

    a.　常温重合レジンを準備する

    b.　硬化後、熱を加えると変形できる

    c.　仮着前に、支台歯にワセリンを塗布する

    d.　仮着はグラスアイオノマーセメントを使用する

〔問題8〕オフィスブリーチング法で正しいのはどれか。

    a.　漂白前の歯面清掃は歯ブラシで行う

    b.　歯肉保護材で歯肉を完全に覆う

    c.　漂白剤は過酸化尿素を使用する

    d.　塗布する漂白剤の厚みは厚いほどよい

〔問題9〕歯周外科治療後の歯周パック操作で正しいのはどれか。

    a.　キャタリストとベースは同量使用する

    b.　練和はプラスチックスパチュラと紙練板で行う

    c.　練和泥は水または温水で温めた手で棒状に成形する

    d.　練和泥が手指につかないようにワセリンを塗布する

〔問題10〕直接法によるファイバーポストを用いたレジン支台築造で正しいのはどれか。2つ選べ。

    a.　歯質削除量を少なくできる

    b.　デュアルキュア型のコンポジットレジンを使う

    c.　ファイバーポストの表面は酸処理を行う

    d.　象牙質に近い熱膨張率で歯根破折を防止しやすい

参考図書

1）日本接着歯学会 編：接着歯学．第2版，医歯薬出版，東京，2015．

2）須田立雄，早川太郎 監修：口腔生化学．第6版，医歯薬出版，東京，2018．

3）Ronald E. Goldstein：Complete dental bleaching. Quintessence Publishing, Chicago, 1995.

4）日本歯科審美学会 監修，ホワイトニングコーディネーター委員会 編：コーディネーターのためのホワイトニングマニュアル －すべての人に白い歯を－．口腔保健協会，東京，2008．

5）Ralph W, Phillips：Phillips' Science of Dental Materials eleventh edition：Saunders　Philadelphia, 2001.

6）Ralph W, Phillips：スキンナー歯科材料学 上中下．第5版，三浦維四，林 一郎ほか 訳，医歯薬出版，東京，1985．

7）中村正明 編：ハンディ歯科理工学．第2版，学建書院，東京，2004．

8）新谷明一，中嶌 裕，宮崎 隆，米山隆之ほか：スタンダード歯科理工学．第8版，学建書院，東京，2024．

9）宮崎 隆，玉置幸道 編：臨床でいきる　デンタルマテリアルズ＆テクノロジー．医歯薬出版，東京，2006．

10）横塚繁雄 監修：臨床家のための　やさしい接着のはなし．医歯薬出版，東京，1999．

11）佐藤温重 編著：歯科材料の副作用と安全性．学建書院，東京，1999．

12）全国歯科衛生士教育協議会 監修，合場千佳子，高阪利美，松井恭平 編集：歯科衛生学シリーズ 歯科診療補助論．医歯薬出版，東京，2023．

13）田上順次ほか 監修：保存修復学21．第六版，永末書店，京都，2022．

14）興地隆史ほか 編：エンドドンティクス．第6版，永末書店，京都，2022．

15）勝海一郎，興地隆史，石井信之，中田和彦 編：歯内治療学．第5版，医歯薬出版，東京，2018．

16）Jan Lindhe：臨床歯周病学とインプラント．第4版，岡本 浩 監訳，クインテッセンス出版，東京，2005．

17）沼部幸博ほか 編：ザ・ペリオドントロジー．第4版，永末書店，京都，2023．
（旧　石川 烈 監修：歯周病学．永末書店，京都，1996．）

18）日本臨床歯周病学会 訳：ラタイチャークカラーアトラス　歯周病学．第3版，永末書店，京都，2008．

19）Per-Ingver Brånemark：Tissue-Integrated Prostheses．関根 弘，小宮山彌太郎 訳，クインテッセンス出版，東京，1998．

20）三浦廣行 編：カラーアトラスハンドブック矯正歯科臨床ヒント集．クインテッセンス出版，東京，2004．

21）佐藤貞雄 監修：機能咬合のリコンストラクション．クインテッセンス出版，東京，2005．

22）Rudolf. Slavicek：The Masticatory Organ. Gamma Dental Edition, Austria, 2002.

23）鴨井久一 監修：歯科医師・歯科衛生士のための唾液検査ハンドブック．ヒョーロンパブリッシャーズ，東京，2008．

24）中林宣男，安田 登，池上 正：来て見て接着　これで完璧象牙質！．クインテッセンス出版，東京，2002．

25）須田立雄ほか 編著：新骨の科学．第2版，医歯薬出版，東京，2016．

26）早川 徹：臨床家のための歯科材料学「再」入門，わかば出版，東京，2015．

27）竹澤保政 編著：こんな子来たらどうするの？ 顎骨の成長発達を考えよう．永末書店，京都，2015．

28）日本歯科保存学会 編：う蝕治療ガイドライン．第2版，永末書店，京都，2015．

29）日本歯科保存学会，日本歯内療法学会 編：歯髄保護の診療ガイドライン．永末書店，京都，2024．

30）古澤成博ほか 編：歯科衛生士講座　保存修復学・歯内療法学．永末書店，京都，2023．

確認問題：解答・解説

第1章

〔問題1〕 b, d　p.4、5 参照（b. ○保管方法を誤ると適確な治療につながらない　d. ○患者を危険な状況に陥らせる）

〔問題2〕 d　p.7～9 参照（a. 金属材料　b. 金属材料　c. セラミックス）

〔問題3〕 a, c　p.10 参照（b. 金属材料　d. 安定性が高い）

〔問題4〕 b, d　p.9 参照（a. 無機材料　c. 金属材料）

〔問題5〕 b, d　p.10、11 参照（a. 金属材料は弾性係数が大きい　b. ○金属材料の特徴　c. 審美性が高いのはセラミックス　d. ○金属材料の特徴）

〔問題6〕 b, d　p.7～11 参照（a. ジルコニアはセラミックス　c. シリコーンゴムは有機材料）

〔問題7〕 c　p.13 参照（a. 化学的性質　b. 物理的性質　d. 物理的性質）

〔問題8〕 d　p.20 参照（a. 物理的性質　b. 機械的性質　c. 物理的性質）

〔問題9〕 a, c　p.13～16 参照（b. ブリネル硬さ、ビッカース硬さ、ヌープ硬さなど　d. 剪断強さ）

〔問題10〕 c　p.17 参照（金属が一番熱伝導率が高く、アクリルレジンなどの有機材料よりもセラミックスの方が高い）

第2章

〔問題1〕 d　p.28 参照（d が最も印象精度が優れている）

〔問題2〕 a, b　p.31、32 参照（c d は離液現象は生じない）

〔問題3〕 c　p.28 参照（a. 流動性が低く概形印象　b. 親水性　d. 操作時間は短く印象精度が低い）

〔問題4〕 d　p.46、47 参照（a. 硬化は速くなる　b. 混水比を小さくする　c. 圧縮強さは高くなる）

〔問題5〕 b, d　p.54～60 参照（a. 大きい　c. 粘性が高い）

〔問題6〕 b　p.60、61 参照（a. 唾液溶解性はない　c. 操作性が難しい　d. 必要である）

〔問題7〕 c　p.67、68 参照（a. 塩酸ではなくリン酸である　b. 樹脂含浸層ではなくスミヤー層である　d. フィラーではなくモノマーである）

〔問題8〕 b　p.76～82 参照（a. 仮封用軟質レジンは窩洞形成後の仮封に用いる　c. 深層にテンポラリーストッピング＋水硬性仮封材もしくはポリカルボキシレートセメント　d. ポリカルボキシレートセメントなどを用いる）

〔問題9〕 c　p.90、91 参照（オフィスブリーチングを想定　a. ウォーキングブリーチでは必要　b. ホームブリーチング　d. 主に過酸化水素）

〔問題10〕 a, b　p.99～102 参照（a. ○技工所もしくは設備のある歯科医院で、得られたデータからクラウンを設計し作製　b. ○上下顎各歯列を咬合面、頬側、舌側順番にスキャンし、さらにバイトもスキャンする　c. 唾液や出血があると正確にスキャンできない　d. 装着には接着性レジンセメント）

第3章

〔問題1〕 b　p.30、122 参照（a. 根管洗浄剤　c. アルジネート印象材　d. う蝕検知液）

〔問題2〕 d　p.58、72 参照（a. プラスチックスパチュラ。金属と接着してしまうため　b. 酸処理はコンポジットレジンの場合　c. 色はコンポジットレジンほど豊富にはない）

〔問題3〕 a　p.67～71、112～115 参照（b. フロアブルレジン　c. 乾燥したガーゼやティッシュで。アルコールはレジンの重合を阻害する　d. オールインワン〈2ステップ〉のものは同時）

〔問題4〕 a, b　p.44～50 参照（a. ○湿気と水分を含んだ石膏粉末になり、硬化が遅れる　c. 約30分後　d. 医療廃棄物として扱う）

〔問題5〕 d　p.37、38、141～143 参照（a. 外側も5mm 程度の幅で塗布する　b. エアによる乾燥は必須　c. シリコーン印象材のインジェクションタイプ）

〔問題6〕 c　p.41、42、163 参照（a. 個人トレーでなく無歯顎用既製トレーを使用する　b. 非弾性印象材であり対応できない　d. 60℃）

〔問題7〕 a　p.66、151 参照（b. 硬化前のレジン泥のうちに成形する　c. レジン泥を支台歯に圧接する前にワセリンを塗布する　d. ポリカルボキシレートセメント）

〔問題8〕 b　p.87～91、188 参照（a. 機械的歯面清掃　c. 過酸化水素　d. 厚すぎると光照射の効果がなくなる）

〔問題9〕 d　p.179 参照（a. 紙練板を使って等長に出す　b. 金属スパチュラ　c. 練和泥を水または冷水につけ、手指に付かないようにする）

〔問題10〕 a, b　p.92～94 参照（c. シラン処理　d. 弾性率）

巻末用語集

あ アペキシフィケーション

歯髄炎などで歯髄が壊死している根未完成歯に対し、根管内の汚染物を除去し、適切な薬剤を根管内に用いて未完成の根を完成させる歯内療法の術式の一つである。根尖形成促進法ともいわれる。現在、カルシウム製剤やMTAセメントが使用されている。根未完成歯の根が完成するまでには数ヵ月を要する（p.127 参照）。

アライナー型矯正装置

透明なマウスピース状の装置で、取り外しが可能である。患者が自分で着脱できるため、食事や歯磨きの際に外すことができ、従来のワイヤーを用いた矯正治療と比べて衛生的な管理がしやすい特徴がある（p.100 参照）。

アンダーカット

歯や顎堤などの最大豊隆部よりも下方の陥凹した部分をいう。義歯の鉤を作製する場合はこのアンダーカットを積極的に利用する（p.29 参照）。

え 永久ひずみ

塑性ひずみともいう。外力を取り除いても元の形に戻らないもののこと（p.16、17 参照）。

か カンペル平面

基準平面の一つで、鼻翼下縁と左右の耳珠上縁の3点を含む面を指す。全部床義歯作製時の咬合平面を決定する際の基準平面となることが多い（p.165 参照）。

き キャタリスト

触媒ともいい、化学反応の前後でそれ自身は変化しないが、化学反応の速度を変化させる物質である（p.71 参照）。

極性化

物質には水をはじく性質（疎水性）と水によく混ざる性質（親水性）がある。この性質のことを呼ぶ（p.68 参照）。

金属接着プライマー

接着性レジンが金属表面と接着しやすくするための金属表面改質材。不動態被膜が形成されにくい貴金属に対して特に有効である。口腔内での使用の認可を得ている製品もあり、前装冠の修理にも用いられる（プライマーに関しては p.70 参照）。

こ 咬合高径

上顎と下顎との顎間距離を指し、咬合採得や咬合検査のときに大切な基準となる。咬合高径が不適切であると、顎機能障害をもたらすので注意を要する。個々人はそれぞれ決まった生理的な顎間距離をもっている（p.165 参照）。

咬頭嵌合位

上下の歯が最も多くの部位で接触し、安定している上下の位置関係のこと（p.157 参照）。

個人トレー

個人の歯列や顎堤の形状に合わせて個別に製作された印象用トレーのことであり、研究用模型上で常温重合レジンで作製するのが一般的である（p.133 参照）。

し シロキサン結合

シロキサン（siloxane）はケイ素と酸素を骨格とする化合物で、Si-O-Si（シロキサン結合）をもつものの総称。シロキサン結合が長く連なり高分子となった有機ポリシロキサンが、歯科材料で重要なシリコーンである（p.37 参照）。

靱性

応力－ひずみ曲線の引張試験において、タフネスさ、または材料が破損するまでに使われたエネルギーの大きさのこと。この値が大きいと、材料が永久変形しにくいことを示す（材料の強度については p.11、13 ～ 15 参照）。

す スクリーニング
事前診査を意味し、精密検査に入る前の簡単な検査を指す（p.85 参照）。

寸法精度
歯科材料が機能性を発揮させるための適合性のことをいう（p.6 参照）。

せ 生体親和性
生体に"なじむ"性質のこと。たとえば、セラミックスは生体親和性の高い材料である。インプラントにも使われる用語である（p.10 参照）。

穿通仮封（weiser 仮封）
第2章5．仮封材、p.76 参照。

そ 相対湿度
空気中に含まれる水蒸気の量と、その温度の空気が含むことのできる水蒸気の最大量との比率を指す（p.132 参照）。

た 単一仮封
第2章5．仮封材、p.76 参照。

て デュアルキュア型
レジン系材料の硬化様式には、化学重合型と光重合型があるが、これら2つの硬化様式をもつものをデュアルキュア型と呼ぶ。デュアルキュア型の長所は、光照射しない限り硬化しないため操作時間に十分な余裕があるだけでなく、光線が到達しにくい部分のレジンの硬化も期待できる。合着用セメントによく用いられる（p.61 参照）。

と 投錨効果
補綴装置や歯面の微小な凹凸に合着材が入り込んで硬化し、くっつく効果。船の錨（いかり）が地面に食い込むように、合着材が被着面に多数入り込むことからこう呼ぶ。これは合着材料と補綴装置が互いに引っ掛かっている機械的な「嵌合」であり、「接着」ではない（p.68 参照）。

に 二重仮封
第2章5．仮封材、p.76 参照。

ぬ ぬれ効果
液体が固体と接触する際に、液体と固体の界面に起こる現象。固体に液体をのせたとき、ぬれが良いほど液体が固体表面に広がる。これには液体の表面張力や液体 - 固体界面張力などが関与している。この際、固体に対して液体の接触角が使われる。接触角が小さいほど液体の広がりが大きくなってぬれが良いということになる（p.68 参照）。

ね 熱膨張率
原子が熱エネルギーを得ると、固体全体の体積が増大する。これが熱膨張であり、1℃あたりの膨張率を熱膨張率として表示する。この際、測定温度を指定することが望ましい（p.18 参照）。

は ハイドロコロイド
親水性（水と結合しやすい性質）の物質の粒子が分散している状態のことをいい、ハイドロコロイド印象材には不可逆性（元に戻らない）のアルジネート、可逆性（元に戻る）の寒天が挙げられる（p.33 参照）。

ひ 微小漏洩
不適な補綴装置による隙間、材料の接着性不足などよるすき間を通して細菌が進入してしまうこと。二次う蝕の原因になる（p.20 参照）。

表面荒れ
一般的に石膏や鋳造体の表面が荒れる現象をいい、補綴装置の精度の低下につながる（p.47 参照）。

巻末用語集

ふ　フェイスボウトランスファー

第3章Ⅱ. 補綴、p.167 参照。

不動態化 (ふどうたいか)

酸化しやすく緻密で丈夫な酸化膜をつくる性質の金属を利用して、酸化膜で表面を覆い、腐食環境を内部から保護する方法。ステンレスの表面、チタンインプラントの表面などは不動態膜で覆われている（p.20 参照）。

フランクフルト平面

基準平面の一つで、左右いずれかの眼窩点と左右の耳珠上縁を含む平面を指す。セファログラムで使用されている。フェイスボウトランスファーをする際の基準平面であり、咬合平面を決定する際の基準平面である（p.167 参照）。

フリーラジカル

直訳すると「自由な過激分子」という。化学反応に関与しない不対電子（電子が対をなさず原子核の周りをまわっている状態）をもっているために、他の分子から電子を奪い取る力が高い。電子が多かったり、少なかったりすることにより不安定なため、反応性が高い。MMA系レジン、コンポジットレジンの硬化反応はこれを応用したものである（p.88 参照）。

プロビジョナルレストレーション

形成後の支台歯を暫間的に被覆するクラウンを指す。プロビジョナルクラウンの目的は、①診断や治療方針の確認、②支台歯の保護、③咬合の保持、④審美性の回復、⑤歯周環境の改善などである（p.148 参照）。

へ　ベース

補強裏層のことを指す。窩洞が深い場合に、深い部分を歯質とよく似た熱伝導率を有する修復材料（通常は歯科用セメント）で埋め立て、熱の伝わりやすい金属修復物からの温度刺激を避けると同時に、覆髄部の補強やアンダーカットの埋め立ての目的に使用される（p.116 参照）。

ま　マージン

インレーやクラウン、ブリッジなどの補綴装置の辺縁の部分を指す。マージンの適合が甘いと、その部分にプラークが溜まり、二次う蝕や歯周病になりやすくなるため、補綴装置を製作するうえでマージンの適合は重要になる（p.149 参照）。

も　モニタリング

生体の情報を管理しながら治療を行うこと。一般的に血圧、心電図、動脈血酸素飽和度（SpO_2）、体温などを計測する（p.85 参照）。

り　硫化 (りゅうか)

硫黄と化合することであり、金属材料が口腔内で変色する原因でもある（p.11 参照）。

E　EDTA

硬組織脱灰材であり、カルシウムイオンと反応して、水溶性のカルシウムキレートをつくる。コンポジットレジン充塡時のエッチング材として使用したり、拡大しにくい細い根管内に根管拡大剤として使用する（p.67 参照）。

M　MTA セメント

水硬性セメントの一種であり、pHは12.5と強アルカリ性である。直接覆髄、パーフォレーション時に用いられ、新生硬組織を期待する。2007年4月にわが国で認可された（p.127 参照）。

T　tooth wear

う蝕以外のさまざまな原因（咬耗・摩耗・酸による脱灰溶解・辺縁破損など）で起こる歯の実質欠損（p.123 参照）。

4　4 -META (メタ)

接着性レジン開発の先駆けとなった接着性モノマー。同一分子内に疎水性基と親水性基をもち、歯質内へのモノマーの拡がりを促す。また、金属に対しても優れた接着性を示す（p.67 参照）。

索引

〈欧文索引〉

3点曲げ試験	15
4-META	67
5ステップの流れ	68
α-TCP	105
β-TCP	105
γ相	73

A
ADA規格	55
ART	58

B
Bis-GMA	52, 64

C
CAD/CAM	10, 101, 102
CAD/CAM冠	100, 101

E
EBAセメント	56
EDTA	67

F
FDI	23, 75

G
GBR	193
GTR	193

I
ISO	23, 39

J
JIS	23
JIS規格	47, 55

L
LED	70

M
MI	75
MID	75
MMA	9, 52, 64, 66
MPa（メガパスカル）	13, 14, 15
MTA	127
MTAセメント	125, 127

P
Pa（パスカル）	13
Phenyl-P	67
PIP	175
PMMA	52, 66

R
RDA法	91

〈和文索引〉

あ
アクセサリーポイント	119, 120
アクリルレジン	6
圧縮	13
圧縮強さ	14, 15
圧縮ひずみ	13
圧排糸	141, 142, 143
アバットメント	84, 85, 187
アペキシフィケーション	127
アペキソゲネーシス	127
アマルガム	6, 63, 73
アマルガムミキサー	74
アマルガムメーション	73
アルギン酸ナトリウム	30
アルジネート印象	128
アルジネート印象材	30
アルミノシリケートガラス	52, 53, 59
アンダーカット	28

い
イオン結合	20, 21
為害性	22
一次印象	145
一次手術	180
イメージングプレート	197
陰型	27
印象材	26
印象採得	27
印象精度	27, 29
インプラント	84, 180
インプラント（一回法）	84, 86
インプラント（二回法）	84, 86
インプラント体（フィクスチャー）	84, 85, 181
インプレッションコンパウンド	41
インレー修復	116
インレーワックス	194

う
ウェッジ	112
ウォーキングブリーチ	87, 88, 89
う蝕活動性試験	207
う蝕検知液	113
ウルトラフィル	121
ウルトラフレックスメッシュプレート	192

え
永久ひずみ	16
エチレンイミン環	39
エックス線フィルム	196
エッチング（材）	60, 114
エナメルエッチング	67
エナメルタグ	67
エラスティック	204

お
嘔吐反射	43
応力	13
応力緩和	16
応力-ひずみ曲線	13
オールセラミッククラウン	98, 153
オールセラミックス	98
オッセオインテグレーション	84
オフィスブリーチング	87, 88, 90, 188
オレイン酸	39
オレンジソルベント	156
温度変化	27

か
加圧印象	41
開環付加反応	39
カウリ樹脂	41
化学結合	20, 21
化学重合	68
化学重合型	63, 70, 71, 72
化学的性質	12
化学反応	19, 26, 27
下弓	166
寡菌層	113
過酸化水素	87, 88, 90
過酸化水素水	89, 190
過酸化尿素	91, 189
過酸化ベンゾイル	72
可視光線重合型	63
カストロビージョ型持針器	177
仮着材	82

ガッタパーチャポイント	119
加熱重合型	8
カバーキャップ	187
仮封材	76
仮封用軟質レジン	81
過ホウ酸ナトリウム	89, 190
ガラス練板	54, 55
ガルバニーショック	20, 74
緩衝能検査	208
間接法	65, 172
感染予防	35
寒天・アルジネート連合印象	139
寒天コンディショナー	33, 34
カンファーキノン	72
カンペル平面	165

き

機械結合	20, 21
機械的嵌合力	54, 67
機械的性質	12
器械練和器	31
義歯適合試験材	174
絹糸	177
機能印象	43
機能性モノマー	67
キャタリスト	38
吸湿	48
吸収性膜	193
吸収性メンブレン	192
吸水膨張	47
共晶合金粉	73
共有結合	20, 21
キレート結合	59
筋圧形成印象	41
金銀パラジウム合金	6, 11, 103
筋形成	161
金合金	6, 103
銀合金	6, 103
金属アレルギー	22
金属結合	20, 21
金属材料	7, 11
金属スパチュラ	55

く

クエン酸	69
グラインディング	149
クラウンフォーマー	138, 154, 155
グラスアイオノマーセメント（粉液タイプ／ペーストタイプ）	58, 59
クランプ	108
クランプフォーセップス	109
グルタルアルデヒド水溶液	35
クレンジング	137

け

ケイソウ土	30
ケイ素原子	37
劇薬	89
ゲル	33
研究用模型	44

こ

ゴアテックス	177
恒温槽	41
硬化時間	46, 50
硬化促進剤	46
硬化遅延剤	46
硬化反応	45, 50
硬化膨張	45, 47, 50
口腔ケア	85
口腔内スキャナー	99, 100
咬合採得	147, 164
硬質石膏（α 半水石膏）	45
硬質石膏（α 半水石膏）（高強度型）	45
硬質レジン	6
硬質レジン前装冠	98
合着	21, 51
咬頭嵌合位	147, 166
黒色化	73
ゴシックアーチ描記法	166
個人トレー	133
骨補填材	105
コバルトクロム合金	6, 103
ゴム質（エラストマー）印象材	36
ゴム枠	49
根管充填	118, 119
根管充填材の所要性質	121
根管充填用セメント（シーラー）	121
混水比	46, 50
混濁層	113
コンタクトゲージ	156
コンデンサブルレジン	69
コンデンス	96
コントラクションギャップ	71
コンパウンド	41, 163
コンピュータ支援設計	101
コンポジットレジン	6, 67, 68, 112

さ

サービカルマトリックス	70, 71
最小の介入（MI）	75
再生療法	192
彩度	19
細胞	105

作業用模型	44
酸エッチング	68
酸化亜鉛	52, 53
酸化亜鉛ユージノール印象材	40
酸化亜鉛ユージノールセメント	56, 79
暫間固定	198
暫間修復物	66
暫間被覆冠	83, 148, 152
暫間被覆材	83

し

次亜塩素酸ナトリウム	35
シーラント材	205
シェードガイド	19
歯科用セメント	51
歯冠修復材	63
歯冠修復材の所要性質	65
色相	19
シグナル分子	105
止血剤	178
歯根破折	92, 93
歯質接着性	57, 58
歯周パック	179
歯髄鎮静効果	79
失活歯漂白	190
自動練和器	31, 130
ジブチルメタフタレート	39
弱酸	67
ジャケット冠	98
重合	8
重合開始剤	66
重合促進剤	66
重付加	8
縮合型	37
縮重合	8
樹脂含浸層	67
常温重合型	8
常温重合レジン	9, 66
上顎結節部	159
小窩裂溝填塞	205
上弓	166
衝撃	13
衝撃強さ	15
焼結	95
硝酸カリウム（KNO₃）	42
焼成	96
徐放性	20
シランカップリング剤	60
シラン処理	60, 93, 102
シリコーン	37
シリコーンゴム印象材	37, 141
（ペーストタイプ）	144

217

シリコーンバイト	147
シリコン	37
ジルコニア	98
ジルコニアコーピング	153
シルバーポイント	120
シロキサン結合	37
真空焼成炉	96
真空練和器	49
人工歯根	84
針状結晶	45
親水性	32
審美歯科	63
審美性	95

す

水銀	73
水銀汚染	73
水硬性仮封材	80
水酸化カルシウム	122
水素結合	20, 21
垂直加圧根管充填法	121
スキャフォールド（足場）	105
スクリーニング	85
スクリューポスト	135, 136
スティッキーワックス	195
ステンレス	6
ステンレス鋼	103
ストレージ	34, 35
スプリント	209
スミヤー層	67, 68
寸法安定性	28, 29
寸法変化	19, 29

せ

生活反応層	113
成形修復材	63
生体安全性	22
生体親和性	10
生物学的性質	12
精密弾性印象材	36
石英	96
積層印象	38, 39
石膏	44
石膏印象材	42
石膏トラップ	49
接着	21, 51
接着性レジンセメント	60
接着阻害因子	61
セパレーションゴム	201
セメント	6
セメント系仮封材	79
セメント溶解剤	156
セラミックインレー	95

セラミックブロック	10
先駆菌層	113
剪断（剪断力）	13
剪断強さ	14, 15
穿通仮封（weiser 仮封）	76

そ

相対湿度100%	132
即時重合レジン	9, 66
側方運動	149, 157, 169
側方加圧根管充填法	120
塑性変形	13, 14
ゾル	33

た

第3級アミン	72
第3リン酸ナトリウム	30
多菌層	113
タッピング	149
たわみ	13
単一仮封	76
炭酸アパタイト	105
弾性	13, 27
弾性印象材	28
弾性ゲル（固形状）	32
弾性ゾル（流動性）	32
弾性変形	14

ち

逐次重合反応	9
築盛	96
チタン	6, 84
着色剤	96
長石	96
直接法	172
鎮静作用	54, 56

て

ティッシュコンディショニング	173
デュアルキュア型	61, 94
テルプラグ	178
電解酸性水	35
デンティンクレンジング	67
デンティンコンディショナー	67
デンティンプライマー	67
テンパリング	35
デンフィットS	176
テンポラリーストッピング	78

と

陶材	6
陶材焼付鋳造冠	98
陶土	96

透明層	113
トリミング	149
トレー接着材	141, 142
トレーの種類	128
トレー法	35

な

内分泌撹乱作用	22
ナイロン糸	177

に

二酸化鉛	39
二次印象	146
二次う蝕	18, 54
二次手術	86, 186
二重仮封	76, 78, 80
二水塩（$CaSO_4 \cdot 2H_2O$）	44
乳歯冠	154
乳歯根管充填	122

ぬ

ヌープ硬さ（HK）	15, 16

ね

熱可塑性	78
熱伝導率	17
熱膨張率	18

は

パームグリップ	129
ハイドロキシアパタイト	10, 105
バイトワックス	194
ハイブリッドレイヤー	67
バイブレーター	48
バキュームマシン	209
破断点	14
発熱	54
発熱反応	44, 47
パテ連合印象	145
パラフィンワックス	194
パルプ・リバスクラリゼーション	126, 127
半水石膏（$CaSO_4 \cdot 1/2H_2O$）	42, 44
半調節性咬合器	166
バンドプッシャー	202

ひ

ヒーリングキャップ	187
光重合型	8, 70, 71
非吸収性ウシ骨由来ハイドロキシアパタイト	105
非吸収性膜	193

非吸収性メンブレン	192
比重	17
微小漏洩	20
ひずみ	13
非弾性（印象材）	27，28
ビッカース硬さ（HV）	15，16
引張り	13
引張強さ	14
被膜厚さ	54
表面保護材	173
比例限	14
疲労	16

ふ
ファイバーポスト	92，98，137
フィットチェッカー	174
フェイスボウトランスファー	167
付加型	37
付加重合	8
覆髄	53，113
腐食	20
普通石膏（β半水石膏）	44
フッ化物塗布	91，188
物理的性質	12
不動態化	20
プライマー	70，138
プライミング	67
ブラケッティング	199，200
プラスチックシート	209
プラスチックシリンジ	144
プラスチックスパチュラ	57，58
フラックス	96
フランクフルト平面	167
フリーラジカル	88
ブリネル硬さ（HBW）	15，16
フロアブルレジン	69，114
プロビジョナルレストレーション	83，148
分割練和	54
分子間力	21

へ
平均値咬合器	166
平線咬合器	166
ベース	38
ペーパーポイント	119
ヘガール型持針器	177
辺縁封鎖性	76
変色歯の原因	87

ほ
ボイリング	34，35
縫合糸	177
芳香族スルホン酸エステル	39

膨潤	31
膨張率	44
ホームブリーチング	87，88，91，189
補強裏層（ベース）	116
ポリアクリル酸	52，53，57，59
ポリエーテルゴム印象材	39
ポリカルボキシレートセメント	57，80
ポリサルファイドゴム印象材	39
ポリテトラフルオロエチレン	177
ポリプロピレングリコール	113
ポリマー（重合体）	8
ホルダー	196
ホワイトニング	87
ボンディング	68

ま
マージン	149，155
マイクロウェーブ重合型	8
曲げ	13
曲げ強さ	15
マスキング	88，89
マスターポイント	118，119
マトリックスバンド	74，110，116
マトリックスバンドの必要性	111

み
| 密度 | 17 |
| 水俣条約 | 75 |

む
| 無機材料（セラミックス） | 7，10 |

め
明度	19
メインテナンス	85
メタルシリンジ	144
メタルボンドクラウン	98
メンブレン	192

も
模型	27
モデリングコンパウンド	41
モニタリング	85
モノマー（単量体）	8

ゆ
有機過酸化物	39
有機材料	7
ユージノール	52，53
ユーティリティーワックス	195
遊離水銀	63，74

よ
溶解	20
陽型	27
溶出	20
予防的拡大	75

ら
ラジカル	88
ラバーダム	108
ラバーダムシート	108
ラバーダムパンチ	108

り
離液（現象）	31，32，33
リグロス	193
裏層	53
硫化	11
硫酸カリウム（K_2SO_4）	32，42
硫酸カルシウム	10，30，46
流動性	32
リライン	171
リンガルアーチ	203
リン酸	52，53，67，69
リン酸亜鉛セメント	54，80

れ
レジンモノマー	115
連合印象	28，30
連鎖重合反応（ラジカル重合）	9

ろ
| ろう義歯 | 168 |

略　歴

竹澤保政

1985 年	岐阜歯科大学（現 朝日大学歯学部）卒業
1989 年	同大学大学院歯学研究課程 修了 （歯科理工学講座）歯学博士 取得
1999 年	京都市にてたけざわ歯科医院 開業
現在に至る	

2005 ～ 2008 年　神奈川歯科大学成長発達歯科学
　　　　　　　　講座（歯科矯正学）非常勤講師
1989 ～ 1992 年、2001 年～現在
　　　　　　　　朝日大学歯学部歯科理工学講座
　　　　　　　　非常勤講師
2008 年～現在　京都歯科医療技術専門学校
2013 年～現在　京都文化医療専門学校
2008 年～現在　Dentistry, QuoVadis?
　　　　　　　　企画会代表
2015 年～　　　FOX 相談役
2021 年～　　　京都市中京歯科医師会 副会長
現在に至る

渡邉美里

1981 年　日本女子衛生短期大学（現 神奈川歯科大学
　　　　　短期大学部）卒業
1981 ～ 1984 年　医療法人社団 弘進会宮田歯科
　　　　　　　　南品川診療所 勤務
1984 ～ 2000 年　静岡県浜松市 清水歯科医院
　　　　　　　　三方原診療所 勤務
2001 ～ 2018 年　早稲田医学院歯科衛生士
　　　　　　　　専門学校 教頭
2018 年～　学校法人ミズモト学園　東海歯科衛生士
　　　　　　専門学校（旧 浜松医療福祉専門学校）
　　　　　　副校長
現在に至る

畠中能子

1981 年　大阪府立公衆衛生専門学校歯科衛生科 卒業
1986 年　大阪府立公衆衛生専門学校 講師
2003 年　関西女子短期大学 助教授
　　　　　薬学博士 取得
2010 年　関西女子短期大学歯科衛生学科 教授
現在に至る

松本ゆかり

2008 年　九州歯科大学歯学部歯学科 卒業
2009 年　同大学歯学部附属病院 臨床研修修了
2013 年　同大学大学院歯学部歯学研究科 歯科臨床
　　　　　学系専攻博士課程 修了
　　　　　（歯周病学分野）歯学博士 取得
2013 ～ 2014 年　同大学歯学部附属病院
　　　　　　　　総合診療科 医員
2014 ～ 2020 年　兵庫県下および
　　　　　　　　大阪府下の歯科医院にて勤務
2020 年～　学校法人未来学園 京都文化医療専門学
　　　　　　校 副校長
現在に至る

上村 学

1993 年　大阪歯科大学 卒業
1997 年　同大学大学院歯学研究課程 修了
　　　　　（歯科保存学）歯学博士 取得
2003 年　京都市にてうえむら歯科医院 開業
現在に至る

1997 年〜　大阪歯科大学口腔治療学講座非常勤講師
1999 年〜　日本歯科保存学会 歯科保存治療認定専
　　　　　門医
現在に至る

江本 元

2002 年　朝日大学歯学部 卒業
　　　　　愛知県一宮市総合大雄会病院
　　　　　歯科口腔外科 勤務
2004 年　たけざわ歯科医院 勤務
2007 年　兵庫県宝塚市にて開業
2008 年〜現在　　Dentistry, QuoVadis? 企画委員
現在に至る

島崎盾詩

2002 年　新潟大学歯学部 卒業
　　　　　福井県光陽生協歯科 勤務
2005 〜 2013 年　たけざわ歯科医院 勤務
2013 年　神奈川歯科大学大学院歯学研究課程
　　　　　修了（歯科矯正学）
　　　　　歯学博士 取得
2014 年　福井県坂井市にて開業
現在に至る

森岡直子

2016 年　福岡歯科大学 卒業
2017 年　愛知学院大学歯学部附属病院 研修医課程
　　　　　修了
2017 年　たけざわ歯科医院 勤務
2022 年　退職
現在に至る

眞壁あゆ美

2013 年　京都歯科医療技術専門学校衛生士科 卒業
　　　　　たけざわ歯科医院 勤務
現在に至る

この度は弊社の書籍をご購入いただき、誠にありがとうございました。
本書籍に掲載内容の更新や訂正があった際は、弊社ホームページにてお知らせ
いたします。下記のURLまたはQRコードをご利用ください。

https://www.nagasueshoten.co.jp/BOOKS/9784816014451

イラストと写真でわかる 歯科材料の基礎　第5版　　　　　　　　　　　　ISBN 978-4-8160-1445-1

© 2009.11.20	第1版	第1刷
2011. 4.11	第1版	第2刷
2012. 6.20	第2版	第1刷
2014. 3.18	第2版	第2刷
2017. 1.20	第3版	第1刷
2021. 1.28	第4版	第1刷
2025. 1.14	第5版	第1刷

監　著　竹澤保政
発行者　永末英樹
印刷・製本　半七写真印刷工業 株式会社

発行所　株式会社　永末書店

〒602-8446　京都市上京区五辻通大宮西入五辻町 69-2
(本社) 電話 075-415-7280　FAX 075-415-7290
永末書店 ホームページ　https://www.nagasueshoten.co.jp

＊内容の誤り、内容についての質問は、編集部までご連絡ください。
＊刊行後に本書に掲載している情報などの変更箇所および誤植が確認された場合、弊社ホームページにて訂正させていただきます。
＊乱丁・落丁の場合はお取り替えいたしますので、本社・商品センター(075 - 415 - 7280)までお申し出ください。

・本書の複製権・翻訳権・翻案権・上映権・譲渡権・貸与権・公衆送信権（送信可能化権を含む）は、株式会社永末書店が保有します。